Dr. med. Ludwig Schmid

Prophylaxe der Neugeboreneninfektion durch Streptokokken der Gruppe B

Dr. med. Ludwig Schmid

Prophylaxe der Neugeboreneninfektion durch Streptokokken der Gruppe B

Eine kritische Würdigung der AWMF-Leitlinien

Südwestdeutscher Verlag für Hochschulschriften

Impressum/Imprint (nur für Deutschland/only for Germany)
Bibliografische Information der Deutschen Nationalbibliothek: Die Deutsche Nationalbibliothek verzeichnet diese Publikation in der Deutschen Nationalbibliografie; detaillierte bibliografische Daten sind im Internet über http://dnb.d-nb.de abrufbar.
Alle in diesem Buch genannten Marken und Produktnamen unterliegen warenzeichen-, marken- oder patentrechtlichem Schutz bzw. sind Warenzeichen oder eingetragene Warenzeichen der jeweiligen Inhaber. Die Wiedergabe von Marken, Produktnamen, Gebrauchsnamen, Handelsnamen, Warenbezeichnungen u.s.w. in diesem Werk berechtigt auch ohne besondere Kennzeichnung nicht zu der Annahme, dass solche Namen im Sinne der Warenzeichen- und Markenschutzgesetzgebung als frei zu betrachten wären und daher von jedermann benutzt werden dürften.

Verlag: Südwestdeutscher Verlag für Hochschulschriften GmbH & Co. KG
Dudweiler Landstr. 99, 66123 Saarbrücken, Deutschland
Telefon +49 681 37 20 271-1, Telefax +49 681 37 20 271-0
Email: info@svh-verlag.de

Zugl.: München, LMU, Diss., 2011

Herstellung in Deutschland:
Schaltungsdienst Lange o.H.G., Berlin
Books on Demand GmbH, Norderstedt
Reha GmbH, Saarbrücken
Amazon Distribution GmbH, Leipzig
ISBN: 978-3-8381-1057-8

Imprint (only for USA, GB)
Bibliographic information published by the Deutsche Nationalbibliothek: The Deutsche Nationalbibliothek lists this publication in the Deutsche Nationalbibliografie; detailed bibliographic data are available in the Internet at http://dnb.d-nb.de.
Any brand names and product names mentioned in this book are subject to trademark, brand or patent protection and are trademarks or registered trademarks of their respective holders. The use of brand names, product names, common names, trade names, product descriptions etc. even without a particular marking in this works is in no way to be construed to mean that such names may be regarded as unrestricted in respect of trademark and brand protection legislation and could thus be used by anyone.

Publisher: Südwestdeutscher Verlag für Hochschulschriften GmbH & Co. KG
Dudweiler Landstr. 99, 66123 Saarbrücken, Germany
Phone +49 681 37 20 271-1, Fax +49 681 37 20 271-0
Email: info@svh-verlag.de

Printed in the U.S.A.
Printed in the U.K. by (see last page)
ISBN: 978-3-8381-1057-8

Copyright © 2011 by the author and Südwestdeutscher Verlag für Hochschulschriften GmbH & Co. KG and licensors
All rights reserved. Saarbrücken 2011

Aus dem Städtischen Klinikum München GmbH
Klinik für Kinder- und Jugendmedizin am Klinikum Harlaching
Akademisches Lehrkrankenhaus der Ludwig-Maximilians-Universität München
Ehemaliger Leiter Prof. Dr. med. R. Roos, jetziger Leiter PD Dr. med. A. Heep

Der diagnostische Wert von Labordaten bei Infektionen von Neugeborenen durch Streptokokken der Gruppe B – eine kritische Würdigung der AWMF-Leitlinien

Dissertation
zum Erwerb des Doktorgrades der Medizin
an der Medizinischen Fakultät der
Ludwig-Maximilians-Universität München

vorgelegt von
Ludwig Schmid
aus Krailling
2011

Mit Genehmigung der Medizinischen Fakultät
der Universität München

Berichterstatter: Prof. Dr. med. Reinhard Roos

Mitberichterstatter: Prof. Dr. med. Matthias Bauer

Mitbetreuung durch den
promovierten Mitarbeiter:

Dekan: Prof. Dr. med. Dr. h. c. M. Reiser, FACR, FRCR

Tag der mündlichen Prüfung: 17.03.2011

Für Haitis Neugeborene ohne Chance

Inhaltsverzeichnis

		Seite
1.	Einleitung	7
1.1	Überblick	7
1.2	Definition	7
2.	Pathogenese und Risikofaktoren der GBS-Besiedelung	8
2.1	Pathogenese allgemein	8
2.2	Risikofaktoren	9
2.3	Zusammenhang GBS-Besiedelung und Infektion	9
2.4	Prophylaxe bei GBS-Besiedelung	9
3.	Rolle der Entzündungsparameter bei einer Infektion	11
3.1	Kurzer Überblick über die Besonderheiten des Immunsystems bei Neugeborenen	11
3.2	Leukozyten	12
3.3	Interleukine: IL-6/IL-8	13
3.4	C-reaktives Protein	13
3.5	Procalcitonin	14
4.	Symptomatik der GBS-Infektion	14
4.1	Allgemein	14
4.2	Sepsisdefinition	15
4.3	Pathomechanismus der Sepsis	16
4.4	Symptomatik der Early-onset-Sepsis	18
4.5	Symptomatik der Late-onset-Sepsis	18
4.6	Laborparameter	18
5.	Therapie der GBS-Infektion	18
5.1	Sepsistherapie	19
5.2	Prognose und Mortalität	20

		Seite
6.	Zielsetzung der Arbeit	20
6.1	Patientenpopulation und Material	21
6.2	Messmethoden	21
6.2.1	Leukozyten	21
6.2.2	C-reaktives Protein	22
6.2.3	Interleukin-6	22
6.2.4	β-hämolysierende Streptokokken der Gruppe B (GBS)	22
7.	Methode der Auswertung	24
7.1	Statistische Methoden	24
7.2	Interpretation der Messwerte	25
7.3	Aufstellung der Nullhypothese	25
7.4	Vergleich der Einzelgruppen bei den Leukozyten	26
7.5	Ergebnisse	27
7.6	Pathologische Werte nach Leitlinie	43
8.	Diskussion	46
8.1	Hauptfragestellung	46
8.2	Diskussion des Zeitpunktes der Blutentnahme	47
8.3	Diskussion der „Normalwerte"	48
8.4	Diskussion der Leukozytenwerte	53
8.5	Zusammenfassung	55
9.	Literaturverzeichnis	57
10.	Anhang	62
11.	Abkürzungen	64
12.	Verzeichnis der Abbildungen	66
13.	Verzeichnis der Tabellen	67
14.	Danksagung	69

1. Einleitung

1.1 Überblick

Die Deutsche Gesellschaft für Gynäkologie und Geburtshilfe (DGGG), die Deutsche Gesellschaft für Neonatologie und Pädiatrische Infektiologie (DGPI), die Gesellschaft für Neonatologie und pädiatrische Intensivmedizin (GNPI) und die Deutsche Gesellschaft für Perinatale Medizin (DGPM) haben die Neufassung der Leitlinien zur „Prophylaxe der Neugeborenensepsis – frühe Form – durch Streptokokken der Gruppe B" im Juli 2008 herausgegeben (5).

Im Rahmen dieser Neufassung gibt es neben der empfohlenen Vorgehensweise zur Prophylaxe mittels Durchführung des GBS-Screenings und Durchführung der Prophylaxe bei Schwangeren die Empfehlungen zum Vorgehen beim exponierten Neugeborenen. Hierin wird bei Kindern ohne klinische Zeichen einer Infektion bei Müttern mit GBS-Besiedelung oder unbekanntem GBS-Status folgende Empfehlung gegeben:

- engmaschige Kontrolle für mindestens 48 Stunden (1, 2, 3),
- laborchemische Untersuchung auf Infektion (zum Beispiel Differentialblutbild, IL-6/IL-8, CrP) in Erwägung ziehen.

Die Frage, inwieweit eine laborchemische Untersuchung eine zusätzliche Information mit entsprechender therapeutischer Konsequenz bietet, nämlich Aufnahme des Neugeborenen auf die Neugeborenenintensivstation mit antibiotischer Therapie, sollte mittels einer Studie untersucht werden.

1.2 Definition

Die Streptokokken der serologischen Gruppe B nach Lancefield (GBS) sind eine der häufigsten Ursachen für schwere Infektionen des Neugeborenen. Es wird unterschieden zwischen der frühen Form (sogenannte Early-onset-Form), die sich innerhalb der ersten sieben Tage post natum manifestiert, und der späten Form (sogenannte Late-onset-Form), die sich innerhalb der ersten sechs Wochen manifestiert (4, 5). Bei den GBS unterscheidet man die Serotypen Ia, Ib, II bis VIII. (62, 63). Über die Rolle als Erreger invasiver Infektionen jenseits der Neugeborenenperiode ist relativ wenig bekannt.

2. Pathogenese und Risikofaktoren der GBS-Besiedelung

2.1 Pathogenese allgemein

Der menschliche Gastrointestinaltrakt ist das eigentliche Reservoir für GBS. Die Erreger sind daher am besten aus der Perianalgegend zu gewinnen und auch gegenüber Vaginalabstrichen am besten zu isolieren (14).

Je dichter eine Schwangere mit GBS kolonisiert ist, desto häufiger kommt es zu einer Übertragung der B-Streptokokken auf das Kind (15, 16). Der Antikörperbildung der Schwangeren scheint eine Art Schutzmechanismus zugeschrieben werden zu können, da bei Schwangeren mit nachweisbaren Antikörperspiegeln das Neugeborene scheinbar ein geringeres Risiko hat, an einer Infektion durch GBS zu erkranken (46). Die Inzidenz der Neugeborenensepsis durch GBS wird in Deutschland in den Jahren 2001 und 2002 auf 0,47 pro 1000 Geburten geschätzt (72).

Die GBS-Stämme, die zu invasiven Infektionen führen, gehören häufig bestimmten Klonen innerhalb der verschiedenen Serogruppen an. Klone, die weniger häufig zu invasiven Infektionen führen, kolonisieren auch seltener Schwangere (45). In den USA scheint der Serotyp Ia häufiger für eine Early-onset-Sepsis verantwortlich zu sein. In bestimmten Ländern Europas hingegen dominieren andere Serotypen, in Deutschland, England und Wales auch die Serotypen III und V. Serotyp V taucht in letzter Zeit auch vermehrt in den USA auf (45, 46, 47). Sowohl ein transplazentarer als auch ein transamniotischer Übertragungsweg der GBS von Mutter auf Kind sind möglich sowie ein subpartaler über den Geburtskanal (17).

Im Jahr 2009 waren von 531 einer Gruppe untersuchter GBS-Isolate 20 Prozent GBS-positiver invasiver Infektionen in Deutschland Säuglinge jünger als vier Monate betroffen, mit den Serotypen III (80 Prozent), V und Ia (jeweils sieben Prozent), bei den restlichen 80 Prozent der Erkrankten des Jahres 2009 handelte es sich um Erwachsene mit einem Durchschnittsalter von 71 Jahren, die Serotypenverteilung war hier V (33 Prozent), III (26 Prozent), Ib (14 Prozent) und Ia (elf Prozent) (64). Insgesamt spielt also die Infektion Neugeborener mit Gruppe-B-Streptokokken eine große Rolle.

2.2 Risikofaktoren

Als Risikofaktoren für die frühe Form der Neugeboreneninfektion durch GBS gelten (5, 19, 33, 34):

- Nachweis von GBS im Ano-Genitalbereich zum Zeitpunkt der Entbindung
- GBS-Bakteriurie während der Schwangerschaft als Zeichen einer hohen Keimdichte im Ano-Genitalbereich
- Blasensprung ≥ 18 Stunden
- Fieber unter der Geburt ≥ 38,0 ℃ Kerntemperatur
- Frühgeburt vor 37 + 0 SSW
- vorausgegangene Geburt eines an GBS erkrankten Kindes

2.3 Zusammenhang GBS-Besiedelung und Infektion

Für die Abwehr lokaler bakterieller Infekte ist die unspezifische Immunantwort bedeutend. Am Beginn des immunologischen Prozesses steht die Freisetzung proinflammatorischer Zytokine (TNF, IL-1, IL-6, IL-12 und IL-18) sowie die Bildung von chemotaktischen Faktoren (Chemokine), Komplementfaktoren (C3a, C5a), Protaglandinen, Thromboxanen und Prostazyklinen, die auf die Gefäße im Sinne einer Vasodilatation und Permeabilitätszunahme wirken. Diese Vorgänge sind zunächst lokalisiert und haben das Ziel, die bakterielle Infektion auf den Ort ihrer Entstehung zu beschränken (12).

Beim Neugeborenen einer Mutter mit GBS-Kolonisation finden sich postnatal besonders oft B-Streptokokken im Rachen, in der Regel vom selben Serotyp wie bei der Mutter (28). Auch im Bereich des Nabels des Neugeborenen sind häufig B-Streptokokken nachzuweisen. Die Besiedelungen der einzelnen Areale rufen zunächst eine lokale Immunantwort hervor.

2.4 Prophylaxe bei GBS-Besiedelung

Ziel der Empfehlungen zur Prophylaxe einer Neugeboreneninfektion durch GBS ist, durch eine möglichst vollständige Screeninguntersuchung sämtlicher Schwangeren in der 35. bis 37. Schwangerschaftswoche GBS-positive Schwangere herauszufinden und durch eine subpartale intravenöse Antibiotikaprophylaxe die Übertragung der GBS auf das Neugeborene zu verhindern und so die Häufigkeit der frühen Form der GBS-Neugeborenensepsis zu reduzieren. Mit diesem Vorgehen kann bei bis zu 90 Prozent der betroffenen Neugeborenen eine GBS-Infektion verhindert werden (29). In Deutschland wird eine GBS-Besiedelungsrate von durchschnittlich 16 Prozent der Schwangeren angenommen (73). In den USA konnte durch die Einführung der Leitlinien zur Chemoprophylaxe bei GBS-positiven Schwangeren die Rate im Jahr 1993 von 1,7 infizierten Neugeborenen pro 1000 Kinder auf 0,34 pro 1000 Neugeborene im Jahr 2004 gesenkt werden (70). Es scheint jedoch Hinweise zu geben, dass durch die Antibiotikaprophylaxe zur Vermeidung von Infektionen mit GBS wiederum andere Erreger in den Vordergrund treten (71).

Problematisch im Rahmen der Prophylaxe ist allerdings, dass die Kosten der Abstrichentnahme und deren Auswertung von den meisten Krankenkassen derzeit nicht bezahlt werden und daher viele Schwangere bei Geburt einen unbekannten GBS-Status aufweisen. Den deutschen Leitlinien entsprechend, sollte allen Schwangeren zwischen 35 + 0 und 37 + 0 SSW ein Abstrich des Introitus vaginae und des Anorektums entnommen werden. Es hat sich gezeigt, dass durch eine kombinierte Abnahme die Nachweisrate von GBS um 30 Prozent erhöht werden kann und auch Kosten gespart werden können (30). Bei Nachweis einer GBS-Besiedelung während der Schwangerschaft sollte keine sofortige Antibiotikatherapie durchgeführt werden. Erst mit Beginn der Entbindung, also mit Beginn der Wehentätigkeit, oder bei Blasensprung soll intravenös die Gabe eines Antibiotikums erfolgen. Mittel der Wahl ist hierfür Penicillin G, zu Beginn 5 Millionen Einheiten und dann alle vier Stunden 2,5 Millionen Einheiten bis zur Entbindung (31, 32). Ziel ist, mindestens zwei intravenöse Antibiotikagaben bis zur Entbindung zu erreichen.

Es wird folgendes Schema zur Durchführung der Antibiotikaprophylaxe empfohlen:

Aus AWMF-Leitlinien-Register Nr. 024/020 (5):

Abbildung 1: Subpartale Antibiotikaprophylaxe zur Vermeidung der frühen Form der Neugeborenensepsis durch Streptokokken der Gruppe B und Vorgehen beim Neugeborenen

Klinische Situation	Empfehlung
<ul><li>Positives GBS-Screening 35–37 SSW</li><li>Zustand nach Geburt eines Kindes mit GBS-Infektion</li><li>GBS-Bakteriurie während dieser Schwangerschaft</li><li>GBS-Status unbekannt und einer der folgenden Risikofaktoren:<ul><li>Drohende Frühgeburt < 37 + 0 SSW</li><li>Mütterliches Fieber ≥ 38 °C unter der Geburt</li><li>Blasensprung ≥ 18 Std.</li></ul></li></ul>	<ul><li>Subpartale Antibiotikaprophylaxe mit Penicillin G (Mittel der Wahl) i. v. einmalig 5 Mio. E, anschließend 2,5 Mio. E alle 4 Std. bis zur Entbindung</li><li>Alternativen: z. B.<ul><li>Ampicillin i. v. einmalig 2 g, anschließend 1 g alle 4 Std.</li><li>Cefazolin 2 g i. v. einmalig, anschließend 1 g alle 8 Std.</li><li>Clindamycin 900 mg i. v. alle 8 Std., jeweils bis zur Entbindung</li></ul></li></ul>

Wenn das GBS-Screening durch geeignete Methoden innerhalb von fünf Wochen vor der Entbindung ein negatives Ergebnis erbrachte, dann kann unabhängig von den drei genannten Risikofaktoren auf eine Antibiotikaprophylaxe verzichtet werden.

3. Rolle der Entzündungsparameter bei einer Infektion

3.1 Kurzer Überblick über die Besonderheiten des Immunsystems bei Neugeborenen

Mütterliche Antikörper aus B-Lymphozyten, welche die Plazenta durchqueren können, werden auf das Neugeborene übertragen. Im Gegensatz dazu kann die zellvermittelte Immunantwort über T-Lymphozyten nicht die Plazenta passieren. Das

Immunsystem des Fetus reagiert auf Entzündungsreaktionen zurückhaltend, eskalierende Immunreaktionen können zu Frühgeburten führen. Das vorgeburtliche Immunsystem verharrt in einem stark gedämpften (Th2-orientierten) Immunstatus, der auch in der Neugeborenenphase noch nicht abgeschlossen ist. Monozyten produzieren im Neugeborenen nach Kontakt mit dem bakteriellen Entzündungssignal LPS sehr geringe Mengen an TNF-α, weniger als ein Prozent jener Menge, die beim Erwachsenen produziert wird. Dadurch setzen Abwehrmechanismen verspätet ein. Die T-Lymphozyten als spezifische Effektor-, Regulator- und Memory-Zellen des Immunsystems sind in ihrer Funktion herabgesetzt. So ist die Menge der spezifischen T-Zellrezeptoren geringer, die Expression von Adhäsionsmolekülen wie LFA-1, LFA-3 und CD2 auffallend gering, und die Produktion des Zytokins Interferon-γ ist durch eine starke Methylierung der Genpromotorregion gehemmt. Dendritische Zellen, die Bindeglieder zwischen dem ersten Kontakt des Immunsystems zum Pathogen einerseits und zu den spezifischen T-Lymphozyten andererseits, können eine spezifische Immunantwort des Neugeborenen nur ungenügend unterstützen. Diese Antigen-präsentierenden Zellen sind in deutlich geringerem Maße mit kostimulatorischen Oberflächenrezeptoren ausgestattet und produzieren sehr viel weniger Interleukin-12 (IL-12), ein Zytokin, welches für die T-Lymphozyten ein notwendiges Signal für die Einleitung einer wirksamen Immunantwort darstellt, insbesondere gegen virale Erreger. Insgesamt ist somit das Immunsystem des Neugeborenen in einem unausgereiften Zustand, der es in seiner Kompetenz beschränkt (Claudius Meyer und Fred Zepp). Im Fetus gelangen lymphoide Vorläuferzellen, die sich zu T-Zellen entwickeln, aus der Leber über den Blutweg in den Thymus. Im Thymus-Parenchym durchlaufen sie innerhalb von vier Wochen die drei Hauptstadien der T-Zell-Entwicklung, um es dann als immunkompetente Zellen mit den passenden MHC-Komponenten ausgestattet zu verlassen (10).

3.2 Leukozyten

Es gibt derzeit keine bestimmbaren GBS-spezifischen Blutbildveränderungen. Im Rahmen einer Sepsis kann es zu einer Leukozytopenie kommen, es sind auch absolute Neutropenien möglich (36, 37, 38), Neutrophilien (39) und auch normale Neutrophilenzahlen kommen vor (40). Neutrophilenzahlen von < 1,75/nl haben eine höhere Spezifität für eine bakterielle Infektionskrankheit als Leukozytosen > 30,0/nl (19).

3.3 Interleukine: IL-6/IL-8

Die Zytokine IL-6 und IL-8 werden im Verlauf einer systemischen Entzündungsreaktion früh gebildet und eignen sich daher zur Frühdiagnostik einer Infektion/Sepsis (26, 41, 42). Zytokine sind insgesamt eine heteroge Gruppe von Proteinen und Glykoproteinen, die als Mediatoren die Interaktion von bestimmten Zelltypen steuern können (51). IL-6 gilt als Verbindungsglied zwischen unspezifischer und adaptiver Immunität (25, 48, 50). IL-6 wirkt auf verschiedene Zellen wie Plasmazellen, Monozyten, Fibroblasten, T-Lymphozyten und Hepatozyten. IL-6 stimuliert die B- und T-Lymphozyten, es hat eine antivirale Aktivität und ist an der Stimulation der Thrombopoese beteiligt. Außerdem stimuliert es die Bildung von Akut-Phase-Proteinen, zum Beispiel CrP.

Die Literaturangaben des oberen Grenzwertes des Referenzbereiches beim gesunden Neugeborenen schwanken zwischen 50 und 100 pg/ml (49, 58). Die parallele Bestimmung von IL-6 oder IL-8 und CrP im Plasma kann zum Ausschluss und zum Nachweis einer Infektion verwendet werden (25, 59).

3.4 C-reaktives Protein

Bei einem Amnioninfektionssyndrom oder einer traumatischen Entbindung kann es beim Neugeborenen zu einem Anstieg der Entzündungsparameter, zum Beispiel des CrP kommen, ohne dass eine Infektion besteht (43). Der Anstieg des CrP ist verzögert und ist erst zwölf bis 24 Stunden nach Beginn einer Entzündungsreaktion messbar. Zu Beginn einer Erkrankung, acht bis zwölf Stunden nach Beginn der Symptomatik, ist der Anstieg des CrP also wenig sensibel (44). Kommt es in den ersten drei Lebenstagen zu einem Anstieg des CrP auf über 10 mg/l oder 20 mg/l, so ist dies jedoch ein sensitiver Parameter für die Infektion des Neugeborenen. Der CrP-Verlauf scheint sich bei unterschiedlichen Erregern unterschiedlich zu bewegen (58).

3.5 Procalcitonin

Procalcitonin ist ein Propeptid von Calcitonin. Bei Gesunden ist Procalcitonin mit kommerziellen Tests im Blut nicht nachweisbar, seine Konzentration steigt aber bei schweren generalisierten bakteriellen, parasitären und pilzbedingten Infektionen stark an. Bei lokal begrenzten Infektionen, bei viralen Infekten oder bei nichtinfektiösen inflammatorischen Erkrankungen steigt die Procalcitoninkonzentration nicht oder nur gering an. Der Procalcitoninspiegel steigt mit zunehmendem Schweregrad einer generalisierten Infektion an. Daher eignet sich Procalcitonin als diagnostischer Parameter zur Differentialdiagnose und Verlaufskontrolle schwerer inflammatorischer Zustände. Bei Gesunden wird Procalcitonin in den C-Zellen der Schilddrüse produziert, bei Patienten mit schweren Infektionen werden andere Syntheseorte für die hohen Procalcitoninwerte verantwortlich gemacht. Die enge Assoziation mit anderen Mediatoren der Inflammation und eine erste tierexperimentelle Studie lassen vermuten, dass Procalcitonin als Mediator im Rahmen einer inflammatorischen Antwort auf eine Infektion bedeutsam ist. Weitere Studien sind notwendig, um den Bildungsort und die pathophysiologische Rolle dieses Parameters bei schweren Infektionen besser zu verstehen (13, 26).

Gendrel et al. konnten in einer prospektiven Arbeit darstellen, dass in einer Gruppe von 18 Neugeborenen mit den klinischen Zeichen oder einer nachgewiesenen Sepsis die PCT-Spiegel gegenüber einer Kontrollgruppe signifikant höher waren (18). Dies gilt insbesondere in der Frühphase einer Infektion, wohingegen das CrP zu diesem Zeitpunkt noch im Normbereich war (35).

4. Symptomatik der GBS-Infektion

4.1 Allgemein

Infektionen durch β-hämolysierende Streptokokken der Gruppe B (GBS) betreffen im Kindesalter vorwiegend Neu- und Frühgeborene. Es werden zwei Formen unterschieden: die Frühform („early onset") und die Spätform („late onset"). Die Early-onset-Form wird in etwa 85 Prozent der Fälle innerhalb der ersten 24 Stunden post partum manifest. Die Late-onset-Form setzt meist eine Woche post partum ein und kann sich noch innerhalb der ersten vier Lebensmonate manifestieren (19). Bei der Late-onset-Infektion wird der nosokomialen Infektion eine größere Rolle zugeschrieben. Dabei sind 40 Prozent der infizierten Kinder von Müttern, bei denen eine GBS-Besiedelung nicht nachgewiesen wurde. Das Pflegepersonal und andere kolonisierte Neugeborene werden hierfür verantwortlich gemacht (8).

4.2 Sepsisdefinition

Per definitionem liegt eine Sepsis vor, wenn klinische Zeichen einer Sepsis bestehen (SIRS) und ein Erregernachweis in der Blutkultur gelingt (bakterielle Infektion). Die klinischen Symptome einer Infektion des Neugeborenen sind unspezifisch: Veränderungen des Hautkolorits (von rosig nach blass, von rosig-ikterisch nach grün-ikterisch) sowie Störungen der Atmung (Apnoe, Dyspnoe, Stöhnen) beziehungsweise des Kreislaufs (Zentralisierung mit verlängerter Rekapillarisierungszeit > 3 sek, arterieller Hypotonie, Tachykardie) sind sensible und sehr häufige, aber nicht spezifische Zeichen einer Infektion. Weiter treten oft neurologische Symptome wie Hypotonie, Lethargie, aber auch Hyperexzitabilität beziehungsweise intestinale Symptome wie geblähtes Abdomen, Trinkschwäche, Nahrungsunverträglichkeit und andere wie zum Beispiel Temperaturinstabilität beziehungsweise Anstieg der zentral-peripheren Temperaturdifferenz auf (4, 56).

4.3 Pathomechanismus der Sepsis

Die Vorgänge, die bei der Freisetzung proinflammatorischer Zytokine und bei der Bildung chemotaktischer Faktoren ablaufen, sind zunächst lokalisiert und haben das Ziel, die bakterielle Infektion auf den Ort ihrer Entstehung zu beschränken (12). Bei Übertritt der bakteriellen Infektion in die Zirkulation kommt es zu einer generalisierten Entzündungsreaktion SIRS (Systemic Inflammatory Response Syndrome) mit einer Wirkung auf die Gefäße im Sinne einer Vasodilatation und Permeabilitätszunahme. Auf eine klinische Sepsis im Sinne einer SIRS kann Folgendes hinweisen:

Tabelle 1: Checkliste Neonatologie (4)

Klinische Hinweise auf systemische bakterielle Infektion bei Neugeborenen	
Allgemeinzustand	„das Kind sieht nicht gut aus"
	„das Kind gefällt mir heute gar nicht"
	Trinkschwäche
	Hypothermie oder Fieber
	Temperaturdifferenz von > 2 °C zwischen Kerntempera tur (gemessen zwischen den Scapulae bei Rückenlage) und den Akren (Fuß)
	Berührungsempfindlichkeit
Herz, Kreislauf	Tachykardie ≥ 180/min (auch präpartal)
	Blässe
	Zentralisation mit schlechter Hautperfusion
	Rekapillarisierungszeit > 3 sek
	arterielle Hypotonie
Atmung	Apnoe, Stöhnen, Dyspnoe, Tachypnoe, thorakale Einziehungen
	erhöhter Sauerstoffbedarf beim reifen Neugeborenen
Haut, Weichteile	Blässe, Zyanose, Petechien, Ikterus, Ödeme
	Pusteln, Abszesse, Omphalitis, Paronychie
	Hautrötungen an Einstichstellen oder im Verlauf eines Katheters
Magen-Darm-Trakt	gebläthes Abdomen, Erbrechen, verzögerte Magenentleerung
	Obstipation, Diarrhö, Nahrungsverweigerung
	fehlende Darmgeräusche
ZNS	Lethargie oder Irritabilität, Muskelhypotonie oder -hypertonie, Berührungsempfindlichkeit
	Krampfanfälle, gespannte Fontanelle
Stoffwechsel	unklare Hyper- oder Hypoglykämien, metabolische und respiratorische Azidose, Laktatanstieg, Ikterus, Cholestasesymptome
Spätsymptome	Ikterus, große Leber
	Thrombozytopenie, Petechien, Verbrauchskoagulopathie,
	Schock, Hypotension

Tabelle 2: Sensitivität und Spezifität (5)

Sensitivität und Spezifität, prädiktive Werte von CRP, I/T, IL-6, IL-8 in Abhängigkeit der Zeit zwischen Bestimmung und erstem klinischen Verdacht auf eine Infektion					
	I/T (0 Std.)	IL-6 oder IL-8 (0 Std.)	CRP (0 Std.)	IL-6, IL-8 und CRP (0 Std.)	CRP (24 Std.)
	( ): Stunden nach klinischem Verdacht				
Sensitivität in %	76 (45–90)	73 (44–91)	46 (22–88)	90 (80–100)	97 (47–97)
Spezifität in %	69 (42–85)	76 (66–93)	86 (41–100)	73 (66–100)	94
positiver prädiktiver Wert	15 (6–80)	56 (30–85)	63 (35–100)	51 (26–72)	~99
negativer prädiktiver Wert	94 (67–98)	85 (80–97)	88 (77–94)	94 (90–100)	100
( ): Stunden nach erstem klinischen Verdacht					

Tabelle 3: Klinische Präsentation der Kinder mit Früh- und Spätsepsis (21)

	Frühsepsis in %	Spätsepsis in %
Sepsis	94,2	90,4
Pneumonie	30,6	5,2
Meningitis	16,0	62,2
Symptome:		
• kardiovaskulär	67,0	74,0
• respiratorisch	86,0	51,0
• neurologisch	10,2	32,6
Fieber	12,0	26,0
„gesund" bei Entlassung	87,2	71,8

4.4 Symptomatik der Early-onset-Sepsis

Das Spektrum des klinischen Erscheinungsbildes einer GBS-Infektion erstreckt sich vom septischen Abort bis zur transitorischen, asymptomatischen Bakteriämie. Ein besonderes Risiko haben Frühgeborene unter 1500 Gramm Geburtsgewicht: Für sie ist das Risiko, an einer GBS-Infektion zu erkranken, etwa 20 Mal höher als das Reifgeborener (11). Je unreifer das Neugeborene ist, desto häufiger präsentiert sich eine GBS-Infektion als Sepsis. Es können aber auch unspezifische Symptome einer GBS-Infektion vorliegen: Tachykardie, Bradykardie, Hypotonie, Zeichen eines Schockes, graues Aussehen, Marmorierung der Haut (11).

4.5 Symptomatik der Late-onset-Sepsis

Die Symptome des Neugeborenen beziehungsweise des jungen Säuglings umfassen unspezifische Symptome wie Fieber, Trinkschwäche, Unruhe und Berührungsempfindlichkeit. Bei mehr als 60 Prozent liegt eine Meningitis vor (11, 22).

4.6 Laborparameter

Bei einer Sepsis läuft eine systemische Entzündungsreaktion ab, bei der den Zytokinen eine besondere Bedeutung zukommt. Bei laborchemischer Messung einiger Zytokine und anderer Entzündungsparameter können Rückschlüsse auf eine Infektion gezogen werden, es existiert jedoch kein spezifischer Sepsisparameter. Die Messwerte Leukozytenzahl, CrP, IL-6 und IL-8 sowie PCT sind in der Sepsisdiagnostik etabliert. (24, 25, 26). Die Rolle des Inter Alpha Inhibitor Proteins (IaIp) scheint in der Diagnostik der Neugeborenensepsis an Bedeutung zu gewinnen (20). Die Familie der IaIp gehört zu einer Gruppe von im Blutplasma vorkommenden Serin-Protease-Inhibitoren, die vorwiegend in der Leber synthetisiert werden (27). Die diagnostische Wertigkeit der IaIp liegt bei einer Sensitivität von 89,5 Prozent und einer Spezifität von 99 Prozent (20).

5. Therapie der GBS-Infektion

Einen hohen Stellenwert hat die Vermeidung einer GBS durch eine prophylaktische Behandlung der Schwangeren mit Antibiotika. Kommt es dennoch zu einer Infektion des Neugeborenen mit GBS, ist für das Ergebnis der frühe Therapiebeginn entscheidend. Da spezifische Symptome fehlen und den Verlauf einer Sepsis verschleiern können, muss frühzeitig auch bei geringstem Verdacht eine Entscheidung für die Therapie getroffen werden. Gerade bei Frühgeborenen muss ein verzögerter Beginn der Therapie und eine abwartende Haltung unterbleiben.

Nach der Diagnostik mit Blutentnahme, Gewinnung von Trachealsekret, von Ohr- und Nabelabstrichen und gegebenenfalls einer Lumbalpunktion mit der Bestimmung der Laborparameter, muss eine kalkulierte Antibiotikatherapie eingeleitet werden. Bestehen Zeichen des septischen Schockes, muss eine entsprechende Schocktherapie erfolgen.

5.1 Sepsistherapie

Eine kalkulierte Antibiotikatherapie bei symptomatischen Neugeborenen muss in die Wahl der Kombination Folgendes mit einbeziehen: Zeitpunkt der Manifestation, Resistenzentwicklung, breites Spektrum der Wirkung, damit auch möglichst alle in Frage kommenden Erreger bis zum Kulturergebnis erfasst werden. Dazu zählen: Listerien, Enterokokken, Anaerobier, Koagulase-negative Staphylokokken, Enterobakterien, Pseudomonas. Auch muss bei Verdacht auf eine Meningitis die Penetrationsfähigkeit des ZNS der Antibiotika berücksichtigt werden (52). Die initiale Standardtherapie vor dem Erregernachweis setzt sich zusammen aus Ampicillin in Kombination mit Cefotiam oder Cefotaxim. Eine weitere Möglichkeit ist die Kombination von Ampicillin mit Tobramycin oder Gentamycin (19). Nach dem heutigen Kenntnisstand ist es nicht möglich festzulegen, welche Antibiotikakombination der hier genannten die sicherste ist (53). Werden als Erreger GBS gefunden – der Nachweis von GBS in Blut- oder Liquorkultur dient als Beweis – sind in der Regel Penicillin oder Ampicillin in Kombination mit einem Aminoglykosid für mindestens fünf Tage sinnvoll.

Die empfohlene Dauer der GBS-Infektionstherapie schwankt zwischen fünf und zehn Tagen und im Falle einer Meningitis 14 Tage oder länger (8). Die adjuvante Sepsistherapie ist zusätzlich unbedingt nötig (54).

5.2 Prognose und Mortalität

Die Angaben bezüglich der Mortalität sind durchaus unterschiedlich. Die Letalität der GBS-Sepsis wird in Deutschland derzeit mit 4,3 Prozent angegeben, unabhängig davon ob eine Early-onset- oder eine Late-onset-Sepsis vorliegt (21). Die Letalität beispielsweise in England liegt derzeit bei 9,7 Prozent (57). Der frühzeitige Beginn der Therapiemaßnahmen ist der entscheidende Faktor für das Ergebnis der Neugeboreneninfektion.

Ein weiteres schwerwiegendes Problem im Rahmen einer Sepsis ist die zerebrale Schädigung des Neugeborenen durch eine PVL. Die Sepsis des Neugeborenen stellt ein großes Risiko für die Entstehung einer PVL dar (74, 75).

6. Zielsetzung der Arbeit

In der Neufassung der Leitlinien zur „Prophylaxe der Neugeborenensepsis – frühe Form – durch Streptokokken der Gruppe B" durch die Expertenkommission wird empfohlen, allen Neugeborenen mit bekanntem oder unbekanntem GBS-Risikostatus der Mutter (positiver GBS-Abstrich, GBS-Bakteriurie, Kind mit GBS-Sepsis), auch ohne klinische Zeichen einer Infektion, mit Risikofaktoren für eine Infektion (Frühgeburt < 37 + 0 SSW, Temperatur > 38 °C, Blasensprung > 18 Std.) intravenös Blut zu entnehmen und sich an den Ergebnissen bezüglich der Therapiemaßnahmen zu orientieren (5). Die Zielsetzung der Arbeit beinhaltet die Frage, inwieweit der Gewinn von Laborparametern zusätzliche Informationen zur frühen Erfassung einer Infektion bietet und inwieweit daraus therapeutische Konsequenzen abgeleitet werden können.

6.1 Patientenpopulation und Material

Zu diesem Zweck wurde 603 Neugeborenen venös Blut entnommen, die klinisch keinerlei Hinweis auf eine Infektion boten, also weder eine Perfusionsstörung aufwiesen noch eine auffällige Atmung oder Fieber hatten (siehe Dokumentationsbogen 1). Die Beurteilung erfolgte zum einen durch Kinderkrankenschwestern und Hebammen und zum anderen direkt vor der Blutentnahme durch die betreuenden Ärzte. Die Kinder wurden zwischen Juli 2008 und November 2008 geboren, und es wurden die Messwerte Leukozytenzahl, IL-6 und CrP gewonnen. Nur klinisch auffällige Kinder wurden ausgeschlossen und nicht mit in die Auswertung mit einbezogen.

Unter all den möglichen Messwerten sollten hier nur die Parameter absolute Leukozytenzahl, C-reaktives-Protein und Interleukin-6 gemessen und hinsichtlich ihrer diagnostischen Wertigkeit bewertet werden.

In der Literatur werden unterschiedliche Normwerte angegeben. Leukozytopenien von Werten unter 6,0/nl, Leukozytosen mit Werten mehr als 30,0/nl gelten als auffällig, dabei ist entscheidend, welcher Abnahmezeitpunkt gewählt wird. Grenzwerte für Leukozyten werden zum Teil auch schon bei Leukozyten > 15/nl als pathologisch angesehen (76). CrP-Werte werden ab 10 mg/l bis 20 mg/l als pathologisch bewertet.

Bei Interleukin-6 wird der obere Referenzbereich der Normalwerte zwischen 50 und 100 pg/ml angenommen (41, 49, 56, 65, 66, 67, 68).

Bei den Neugeborenen unserer Untersuchungsreihe, die eine Laboruntersuchung leitliniengerecht erhielten, wurde die Blutuntersuchung gleichzeitig mit der Blutabnahme zum Neugeborenen-Screening durchgeführt. Es waren also keine separaten Blutentnahmen nötig. Bei allen Neugeborenen wurde die Einwilligung mindestens eines Elternteiles für die zusätzliche Blutabnahme und die statistische Auswertung der Daten eingeholt. Der Zeitpunkt der Blutentnahme lag zwischen 36 und 48 Stunden Lebensalter. Spätere und frühere Blutentnahmen wurden nicht berücksichtigt. Die Dokumentation der klinischen und der Labordaten erfolgte auf separaten Dokumentationsbögen.

6.2   Messmethoden
6.2.1   Leukozyten

Die Messung der Leukozytenzahl/nl erfolgt aus EDTA-Vollblut mit dem Analyser ADVIA 120 der Firma Bayer Diagnostics, München, über zwei voneinander unabhängige Messmethoden. Zum einen mit der Peroxidasemessung mittels Halogenlicht an Peroxidase gefärbten Leukozyten über Volumen (Streulicht) und Peroxidase-Aktivität (Absorption) – dabei erfolgt die Trennung in fünf Zellpopulationen. Zum anderen über das Doppelwinkel-Laserstreulicht an

Leukozytenkernen, wodurch separierte mononukleäre, polymorphkernige und basophile Granulozyten dargestellt werden. Das Ergebnis beider Methoden muss übereinstimmen, da es sonst zu einer Fehlermeldung kommt. Abweichungen von mehr als zehn Prozent der beiden Messergebnisse werden nicht akzeptiert. Das Ergebnis wird in Leukozytenzahl/nl angegeben (Firmenangaben).

6.2.2   C-reaktives Protein

Das CrP wird aus Heparin-Plasma über den ARCHITECT c8000 der Firma Abbott gemessen. Das Testprinzip ist der CrP Vario, der ein Latex-Immunoassay mit hoher Präzision und Reproduzierbarkeit für die Messung der CrP-Spiegel in Serum und Plasma ist. Er basiert auf einer Antigen-Antikörper-Agglutinationsreaktion zwischen dem in der Probe vorhandenen CrP und dem Anti-CrP-Antikörper, der auf Latexpartikeln adsorbiert ist. Diese Agglutination wird als Extinktionsänderung gemessen, deren Intensität proportional zur Menge an CrP in der Patientenprobe ist (Firmenangaben).

6.2.3   Interleukin-6

Die IL-6-Messung erfolgt aus Heparin-Plasma mittels des Sandwichprinzips mit biotinylierten monoklonalen Antikörpern mittels der ELECSYS 2010 Messmethode der Firma Roche Diagnostics GmbH, Penzberg. Das Testprinzip basiert zunächst auf einer Inkubation der Probe mit biotinylierten IL-6-spezifischen monoklonalen Antikörpern. Nach einer weiteren Zugabe der Antikörper und zusätzlichen Streptavidin-Mikropartikeln bilden die Antikörper mit dem Antigen der Probe einen Sandwichkomplex. In der Messzelle werden dann die ungebundenen Substanzen entfernt, eine Spannung angelegt und die Chemoluminiszentemission mit dem Photomultiplier gemessen (Firmenangaben).

6.2.4   β-hämolysierende Streptokokken der Gruppe B (GBS)

Die Besiedelung der Vaginalschleimhaut Schwangerer mit GBS-Keimen wird mittels Doppeltupfer untersucht. Zum einen wird zum quantitativen DNA-Nachweis eine Aufbereitung vorgenommen, um mit dem Xpert-GBS-IVD-Test der Firma Cepheid, Sunnyvale in Kalifornien, USA, eine Real-Time-PCR durchführen zu können. Zum anderen erfolgt die Untersuchung mit dem medco GBS-medium der Firma medco, München: Der Tupfer wird in das GBS-spezifische Medium eingebracht und bei 35 bis 37 °C inkubiert. Gruppe-B-Streptokokken bilden in einem Serum-Stärke-haltigen Medium ein karotinoidartiges Pigment, das eine Orangefärbung des Nährbodens bewirkt. Diese Eigenschaft ist charakteristisch für GBS. Aufgrund der hundertprozentigen Spezifität ist ein Farbumschlag des Mediums mit dem Nachweis von GBS im Untersuchungsmaterial gleichzusetzen. Eine Ablesung erfolgt nach 16 bis 24 Stunden. Bei hoher Keimzahl kann eine Pigmentbildung bereits nach sechs Stunden sichtbar sein. Negative Röhrchen werden zur Sicherheit noch weitere 24 Stunden inkubiert (Firmenangaben).

7. Methode der Auswertung

Im Rahmen der Studie wurden insgesamt 603 Neugeborene untersucht und in drei Gruppen eingeteilt:
Gruppe 1: Kinder von Müttern mit positivem GBS-Status (n = 46)
Gruppe 2: Kinder von Müttern mit negativem GBS-Status (n = 218)
Gruppe 3: Kinder von Müttern mit unbekanntem GBS-Status (n = 339).

Allen Neugeborenen wurde im Alter von 36 bis 48 Stunden im Rahmen des Neugeborenenscreenings Blut entnommen, das hinsichtlich der Parameter Leukozytenzahl, IL-6 und CrP untersucht wurde. Die Kinder waren zum Zeitpunkt der Untersuchung klinisch unauffällig in Bezug auf eine Infektion, das heißt, dass keines der Kinder eine Atemstörung, eine erhöhte Körpertemperatur oder eine abnorme Hautperfusion hatte. Auch später entwickelten die Neugeborenen keine Infektion innerhalb der nächsten sechs Wochen nach der Blutentnahme. Diejenigen Neugeborenen, die eine Infektion entwickelten, wurden aus der Studie ausgeschlossen.

7.1 Statistische Methoden

Die Daten wurden in die Analysesoftware „IBM SPSS Statistics" aufgenommen und mit dieser auch ausgewertet.

Zunächst muss die Frage geklärt werden, ob eine Normalverteilung vorliegt oder nicht. Dies kann mit der folgenden Tabelle, in der die p-Werte zusammengefasst sind, vorgenommen werden:

Tabelle 4: p-Werte aller Gruppen

	Leukozyten	CrP	Interleukin-6
GBS positiv	0,446	0,003*	0,074
GBS unbekannt	0,038*	< 0,001*	< 0,001*
GBS negativ	0,189	< 0,001*	< 0,001*

7.2 Interpretation der Werte

Die Wahrscheinlichkeit, dass die CrP-Werte der Gruppe „GBS = positiv" einer Normalverteilung folgen, beträgt 0,3 Prozent (p = 0,003), ist also sehr niedrig. Die mit einem Sternchen gekennzeichneten Werte sind signifikant zum Fünf-Prozent-Niveau, es kann also davon ausgegangen werden, dass hier keine Normalverteilung vorliegt.

Die Überprüfung dieser Annahme erfolgt dann visuell mittels Boxplot und Histogramm.

Der Vergleich aller drei Gruppen wird nach folgendem Schema vorgenommen:
Es wird zunächst mittels des Kruskal-Wallis-Tests (einer Verallgemeinerung des Mann-Whitney-U-Tests auf mehr als zwei Stichproben) festgestellt, ob ein Unterschied zwischen den drei Gruppen besteht, und wenn ja anschließend untersucht, zwischen welchen Gruppen.
Der Kruskal-Wallis-Test dient dazu, ein Mehrstichprobenproblem, das bei mehr als zwei Stichproben auftritt, zu lösen. Der Mann-Whitney-U-Test ist eine Alternative zum t-Test, der Erwartungswerte miteinander vergleichen lässt. Er stellt unverbundene Stichproben dar und vergleicht Mediane miteinander (55).

7.3 Aufstellung der Nullhypothese

Die Nullhypothese lautet:

H0: $F_{GBS\ positiv} = F_{GBS\ negativ} = F_{GBS\ unbekannt}$

Die Alternativhypothese lautet:

H1: $F_{GBS\ positiv} \neq F_{GBS\ negativ}$

oder

$F_{GBS\ positiv} \neq F_{GBS\ unbekannt}$

oder

$F_{GBS\ unbekannt} \neq F_{GBS\ negativ}$.

Es ergeben sich folgende p-Werte:

Tabelle 5: p-Werte der Nullhypothese

Leukozyten	CrP	Interleukin-6
0,008	0,088	0,803

Somit besteht nur für die Variable Leukozyten ein signifikanter Unterschied, da hier der p-Wert bei 0,008 liegt, die Leukozyten also mit einer Wahrscheinlichkeit von 0,8 Prozent nicht unterschiedlich sind. Es können und müssen weitere Tests nur hier erfolgen. Bei der Variablen CrP existiert jetzt eine Zwischengruppe, die eventuell vorhandene Unterschiede „verwischt". Bei der Variablen Interleukin-6 sind keine Unterschiede nachweisbar, da die IL-6-Werte mit einer Wahrscheinlichkeit von 80,3 Prozent gleich sind.

7.4 Vergleich der Einzelgruppen bei den Leukozyten

Mittels des Mann-Whitney-U-Tests sind folgende p-Werte zu verzeichnen:

Tabelle 6: p-Werte im Mann-Whitney-U-Test

	unadjustiert	adjustiert
positiv-negativ (s. o.)	0,018	0,036
positiv-unbekannt	0,003	0,009
negativ-unbekannt	0,195	0,195

Um das globale Signifikanzniveau einzuhalten, sollten die p-Werte hier adjustiert werden. Die Adjustierung fand mittels der Bonferroni-Holm-Prozedur statt. Hierbei wird der kleinste p-Wert mit der Anzahl Tests (also hier drei) multipliziert, der nächstkleinere mit der (Anzahl Tests -1) (also hier zwei) und so weiter, der größte p-Wert bleibt erhalten. Anschließend werden alle adjustierten p-Werte mit dem globalen Signifikanzniveau von 0,05 verglichen. Im Vergleich zur einfacheren Bonferroni-Adjustierung hat diese den Vorteil, dass sie weniger konservativ ist, das heißt das vorgegebene Signifikanzniveau besser ausschöpft, somit ist die Bonferroni-Adjustierung übervorsichtig bezüglich einer statistischen Auswertung.

7.5 Ergebnisse

Die gesammelten Daten wurden im Analyseprogramm „IBM SPSS Statistics" dokumentiert und auch ausgewertet:

Tabelle 7: Zusammenfassung der einzelnen Parameter

		GBS			
		positiv	unbekannt	negativ	alle
Leukozyten	arithmetisches Mittel	15,8	13,9	14,2	14,2
	Median	15,0	13,2	13,7	13,6
	Minimum	9,9	5,4	5,0	5,0
	Maximum	29,4	29,4	25,2	29,4
	Standardabweichung	4,3	4,1	3,7	4,0
	gültige Fälle	44	327	211	582
CrP	arithmetisches Mittel	5,4	7,3	7,5	7,2
	Median	2,8	4,2	3,8	3,9
	Minimum	,0	,0	,0	,0
	Maximum	52,8	74,1	56,7	74,1
	Standardabweichung	8,6	9,4	9,1	9,2
	gültige Fälle	46	339	218	603
Interleukin-6	arithmetisches Mittel	8,9	9,4	8,2	8,9
	Median	6,4	7,7	7,1	7,3
	Minimum	0,0	0,0	0,0	0,0
	Maximum	36,1	191,0	53,4	191,0
	Standardabweichung	11,0	14,8	8,7	12,6
	gültige Fälle	38	297	202	537

Angabe der Quantilen

Tabelle 8: Leukozyten

		GBS			
		positiv	unbekannt	negativ	alle
Leukozyten	arithmetisches Mittel	15,8	13,9	14,2	14,2
	Median	15,0	13,2	13,7	13,6
	Minimum	9,9	5,4	5,0	5,0
	Maximum	29,4	29,4	25,2	29,4
	Standardabweichung	4,3	4,1	3,7	4,0
	gültige Fälle	44	327	211	582
	5 % Quantil	10,6	8,4	8,9	8,5
	25 % Quantil	12,9	10,7	11,4	11,3
	75 % Quantil	18,0	16,3	16,5	16,5
	95 % Quantil	23,2	21,1	22,0	21,6

Tabelle 9: CrP

		GBS			
		positiv	unbekannt	negativ	alle
CrP	arithmetisches Mittel	5,4	7,3	7,5	7,2
	Median	2,8	4,2	3,8	3,9
	Minimum	0,0	0,0	0,0	0,0
	Maximum	52,8	74,1	56,7	74,1
	Standardabweichung	8,6	9,4	9,1	9,2
	gültige Fälle	46	339	218	603
	5 % Quantil	0,6	0,4	0,6	0,5
	25 % Quantil	1,1	1,6	2,0	1,7
	75 % Quantil	6,4	9,0	9,3	8,7
	95 % Quantil	20,6	24,1	28,5	24,1

Tabelle 10: IL-6

		GBS			
		positiv	unbekannt	negativ	alle
Interleukin-6	arithmetisches Mittel	8,9	9,4	8,2	8,9
	Median	6,4	7,7	7,1	7,3
	Minimum	0,0	0,0	0,0	0,0
	Maximum	36,1	191,0	53,4	191,0
	Standardabweichung	11,0	14,8	8,7	12,6
	gültige Fälle	38	297	202	537
	5 % Quantil	0,0	0,0	0,0	0,0
	25 % Quantil	0,0	0,0	0,0	0,0
	75 % Quantil	12,3	12,1	12,3	12,2
	95 % Quantil	35,3	28,6	21,8	28,2

Testtabellen:

Tabelle 11: Mann-Whitney-U-Test (Vergleich GBS positiv mit GBS negativ)

		Ranks		
	GBS	N	Mean Rank	Sum of Ranks
Leukozyten	positiv	44	151,85	6681,50
	negativ	211	123,03	25958,50
	total	255		
CrP	positive	46	110,17	5068,00
	negative	218	137,21	29912,00
	total	264		
Interleukin-6	positive	38	116,38	4422,50
	negative	202	121,27	24497,50
	total	240		

Tabelle 12: Test-Statistik

Test-Statistik[a]

	Leukozyten	CrP	Interleukin-6
Mann-Whitney U	3592,500	3987,000	3681,500
Wilcoxon W	25958,500	5068,000	4422,500
Z	-2,358	-2,183	-0,405
Asymp. Sig. (2-tailed)	0,018	0,029	0,686
Exact Sig. (2-tailed)	0,018	0,029	0,687
Exact Sig. (1-tailed)	0,009	0,014	0,344
Point Probability	0,000	0,000	0,000

a. Grouping Variable: GBS

Tabelle 13: Kruskal-Wallis Test aller 3 Gruppen: GBS positiv, GBS negativ, GBS unbekannt

Ranks

	GBS	N	Mean Rank
Leukozyten	positiv	44	360,27
	unbekannt	327	278,48
	negativ	211	297,34
	total	582	
CrP	positiv	46	248,62
	unbekannt	339	303,84
	negativ	218	310,41
	total	603	
Interleukin-6	positiv	38	255,86
	unbekannt	297	272,08
	negativ	202	266,94
	total	537	

Tabelle 14: Test-Statistik

Test-Statistik[a, b]

	Leukozyten	CrP	Interleukin-6
Chi-Square	9,577	4,865	0,439
df	2	2	2
Asymp. Sig.	0,008	0,088	0,803

a. Kruskal-Wallis-Test

b. Grouping Variable: GBS

Tabelle 15: Mann-Whitney Test (Vergleich der Leukozyten in den Gruppen GBS positiv und GBS unbekannt)

Ranks

	GBS	N	Mean Rank	Sum of Ranks
Leukozyten	Positiv	44	230,92	10160,50
	Unbekannt	327	179,96	58845,50
	Total	371		

Tabelle 16: Test-Statistik

Test-Statistik[a]

	Leukozyten
Mann-Whitney U	5217,500
Wilcoxon W	58845,500
Z	-2,960
Asymp. Sig. (2-tailed)	,003
Exact Sig. (2-tailed)	,003
Exact Sig. (1-tailed)	,001
Point Probability	,000

a. Grouping Variable: GBS

Tabelle 17: Mann-Whitney Test (Vergleich der Leukozyten in den Gruppen GBS negativ und GBS unbekannt)

Ranks

	GBS	N	Mean Rank	Sum of Ranks
Leukozyten	Unbekannt	327	262,52	85844,50
	Negativ	211	280,32	59146,50
	Total	538		

Tabelle 18: Test-Statistik

Test Statistik[a, b]

	Leukozyten
Mann-Whitney U	32216,500
Wilcoxon W	85844,500
Z	-1,296
Asymp. Sig. (2-tailed)	0,195

a. Grouping Variable: GBS

b. Some or all exact significances cannot be computed because there is insufficient memory.

Die Stichproben sind hier zu groß, um den exakten Test zu berechnen, die Unterschiede zum asymptotischen sind aber zu vernachlässigen.

Kolmogorov-Smirnov-Tests

Tabelle 19: GBS positive

One-Sample Kolmogorov-Smirnov-Test[c]

		Leukozyten	CrP	Interleukin-6
N		44	46	38
Normal Parameters[a, b]	Mean	15,848	5,372	8,934
	Std. Deviation	4,2535	8,6464	10,9925
Most Extreme Differences	Absolute	0,130	0,267	0,208
	Positive	0,130	0,237	0,187
	Negative	-0,081	-0,267	-0,208
Kolmogorov-Smirnov Z		0,863	1,812	1,283
Asymp. Sig. (2-tailed)		0,446	0,003	0,074

a. Test distribution is normal.

b. Calculated from data.

c. GBS = positiv

Tabelle 20: GBS unbekannt

One-Sample Kolmogorov-Smirnov-Test[c]

		Leukozyten	CrP	Interleukin-6
N		327	339	297
Normal Parameters[a, b]	Mean	13,914	7,259	9,442
	Std. Deviation	4,1325	9,4162	14,7903
Most Extreme Differences	absolute	0,078	0,224	0,262
	positive	0,078	0,207	0,202
	negative	-0,043	-0,224	-0,262
Kolmogorov-Smirnov Z		1,409	4,120	4,508
Asymp. Sig. (2-tailed)		0,038	0,000	0,000

a. Test distribution is normal.

b. Calculated from data.

c. GBS = unbekannt

Tabelle 21: GBS negativ

One-Sample Kolmogorov-Smirnov-Test[c]

		Leukozyten	CrP	Interleukin-6
N		211	218	202
Normal Parameters[a, b]	Mean	14,191	7,502	8,190
	Std. Deviation	3,7132	9,0904	8,6852
Most Extreme Differences	absolute	0,075	0,208	0,173
	positive	0,075	0,207	0,124
	negative	-0,042	-0,208	-0,173
Kolmogorov-Smirnov Z		1,086	3,073	2,457
Asymp. Sig. (2-tailed)		0,189	0,000	0,000

a. Test distribution is normal.
b. Calculated from data.
c. GBS = negativ

Boxplots:

Erklärung zu den Boxplots: „IBM SPSS Statistics" verwendet bei den Boxplots folgende Darstellung: Das braune Kästchen („Box") stellt die Werte dar, die zwischen dem 25 %- und dem 75 %-Quantil („Quartile") liegen, also die mittleren 50 Prozent der Daten (entspricht auch dem Interquartilsabstand). Die schwarze, horizontal verlaufende Linie in der Box bezeichnet den Median.

Die T-förmigen Linien werden als „Whisker" bezeichnet. Sie reichen von den Quartilen bis zum Wert (75 %-Quantil+1,5*Interquartilsabstand) beziehungsweise (25 %-Quantil-1,5*Interquartilsabstand) oder bis zur maximalen Beobachtung, wenn sich diese im Intervall befindet. Die Whisker haben also maximal die 1,5-fache Länge der Box. Wenn die Daten einer Normalverteilung folgen, sollten sich etwa 95 Prozent der Daten im Bereich der Box und der Whisker befinden.

Befinden sich noch weiter außerhalb Beobachtungen, werden diese im Bereich (75 %-Quantil+1,5*Interquartilsabstand) bis (75 %-Quantil+3*Interquartilsabstand) beziehungsweise (25 %-Quantil-1,5*Interquartilsabstand) bis (25 %-Quantil-3*Interquartilsabstand) als Punkte dargestellt, darüber hinaus als Sterne.

Die Boxplots liefern Argumente gegen die Annahme einer Normalverteilung.

Abbildung 2: Leukozyten-Boxplot

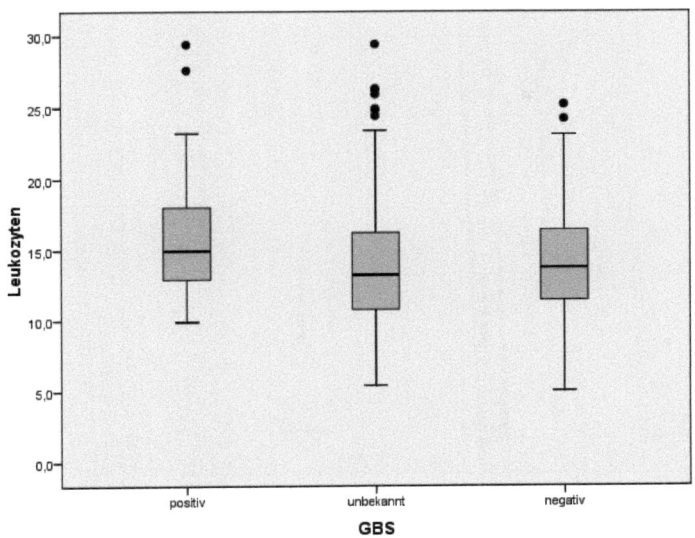

Abbildung 3: Interleukin-6-Boxplot

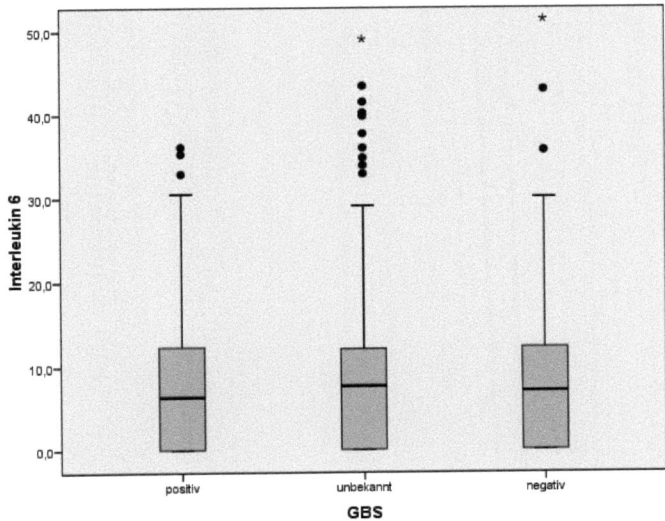

Abbildung 4: CrP-Boxplot

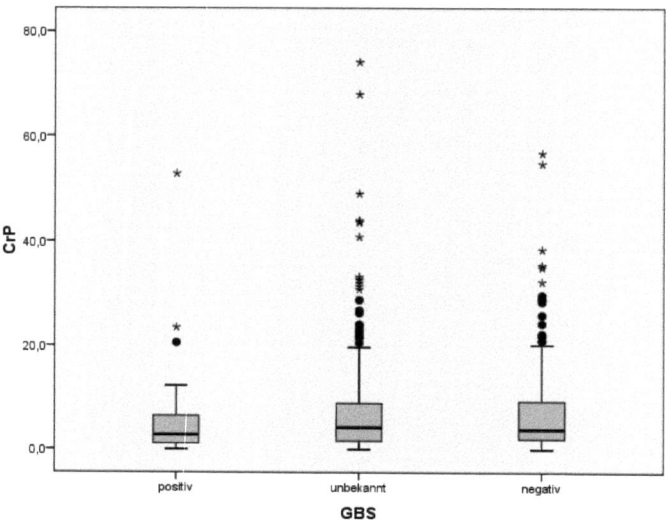

Histogramme: Leukozyten, GBS-Status positiv, unbekannt und negativ:
Abbildung 5: GBS positiv

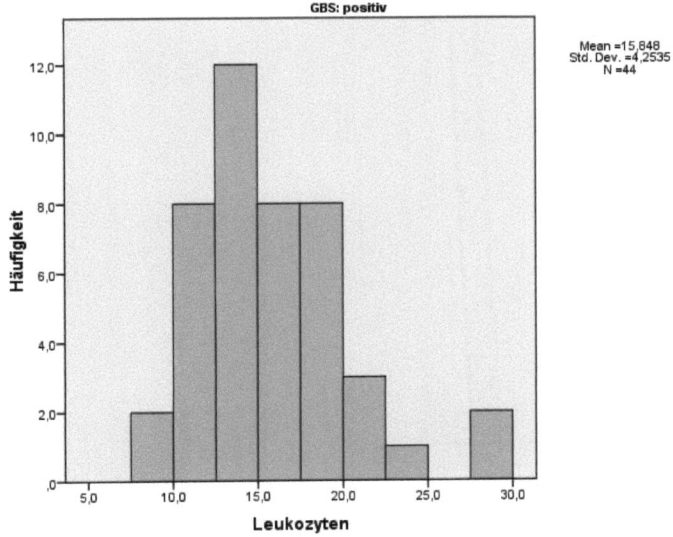

Abbildung 6: GBS unbekannt

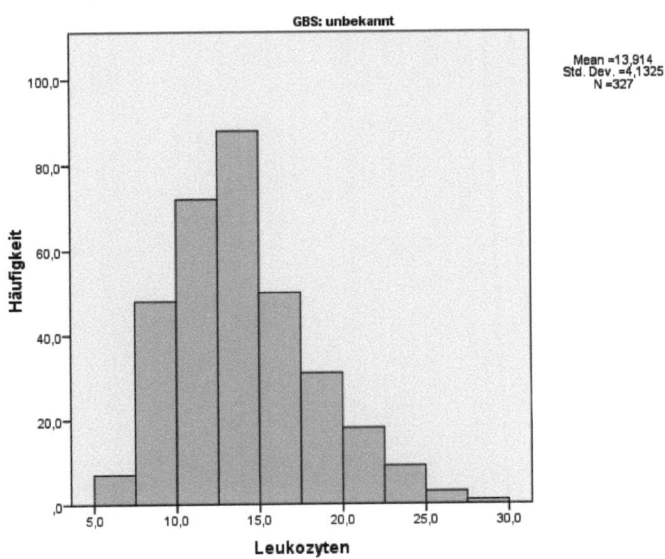

Abbildung 7: GBS negativ

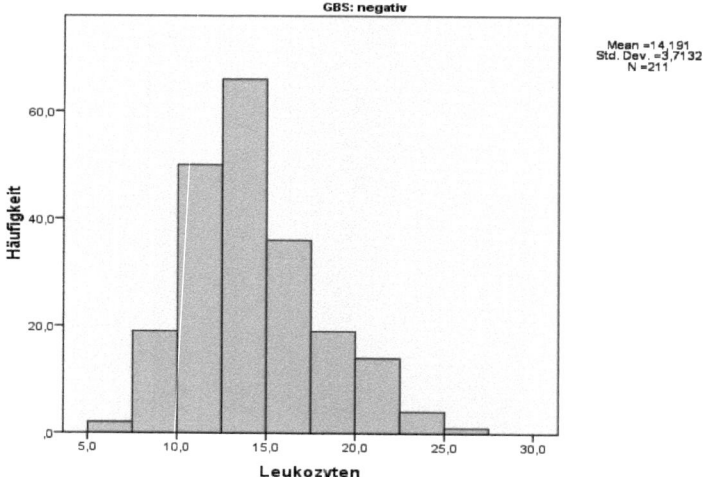

Interleukin-6, GBS-Status positiv, unbekannt und negativ:
Abbildung 8: GBS positiv

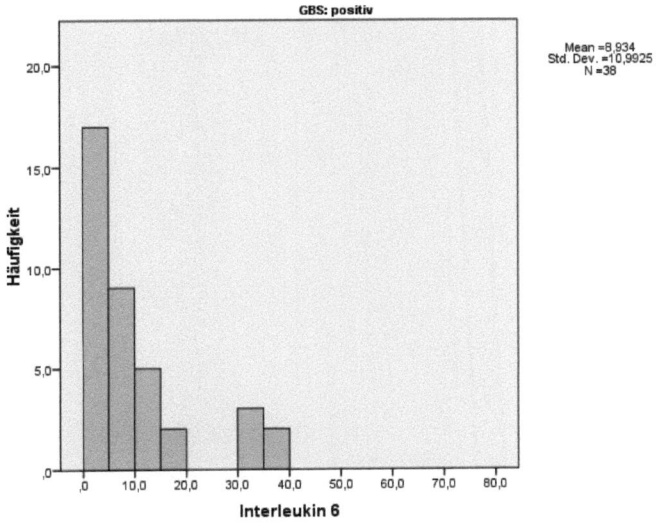

Abbildung 9: GBS unbekannt, Intervall bis 200 pg/ml

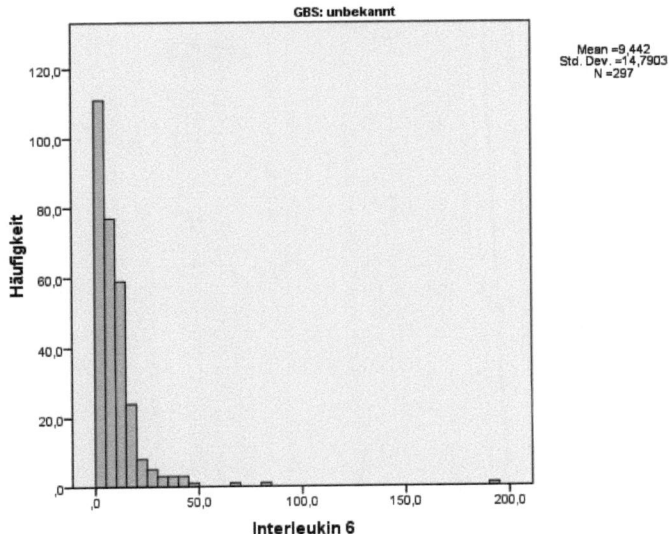

Abbildung 10: GBS unbekannt, Intervall bis 80 pg/ml

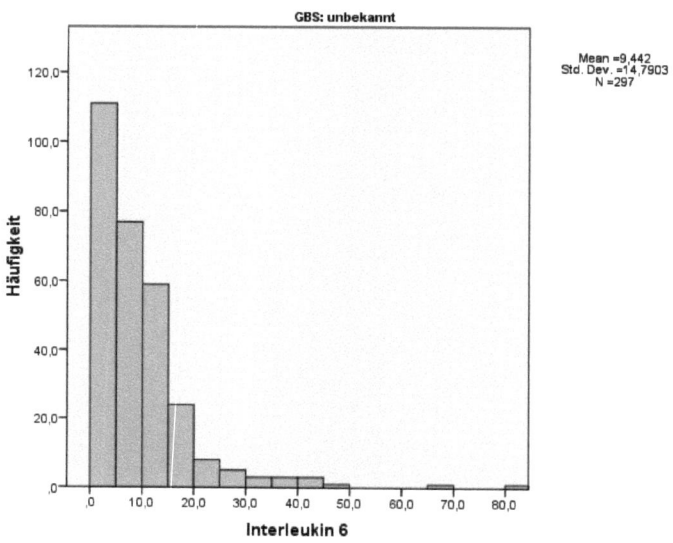

Abbildung 11: GBS negativ

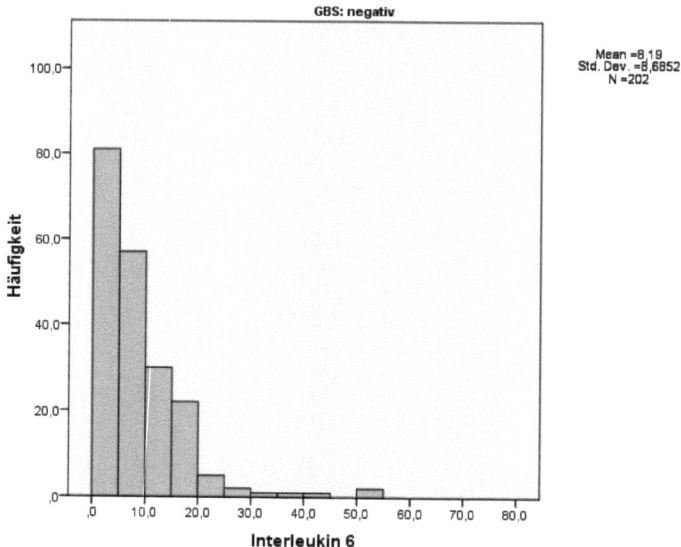

CrP, GBS-Status positiv, unbekannt und negativ:

Abbildung 12: GBS positiv

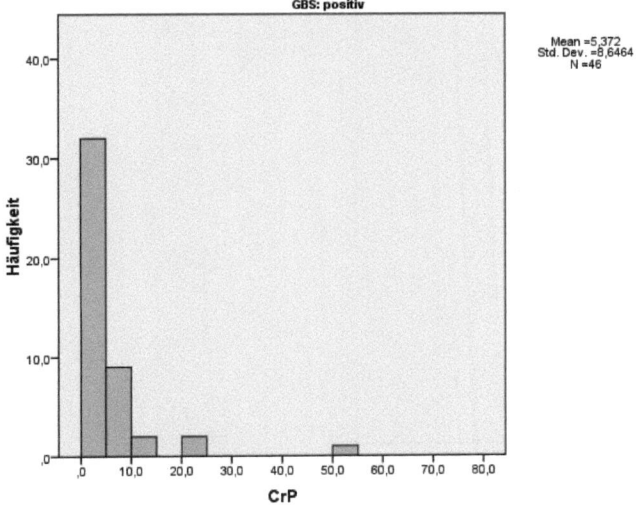

Abbildung 13: GBS unbekannt

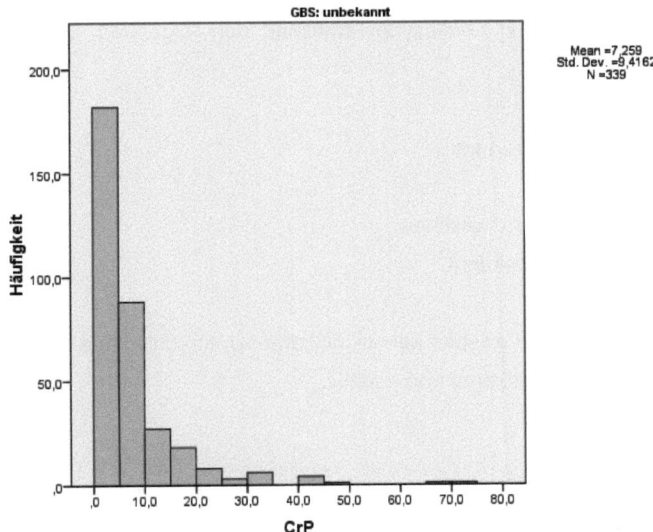

Abbildung 14: GBS negativ

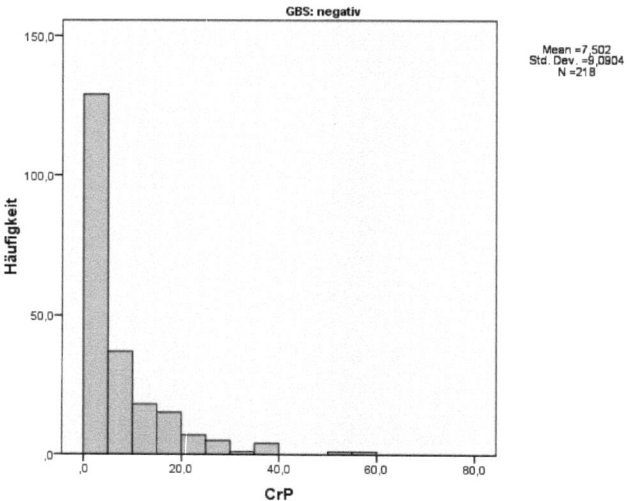

Ergebnisse:

Anhand der rechnerischen und visuellen Auswertung kann gezeigt werden, dass signifikante Unterschiede bei den Leukozyten zwischen den folgenden Gruppen bestehen:

- GBS positiv und GBS negativ,
- GBS positiv und GBS unbekannt.

Kein Unterschied besteht hingegen zwischen
- GBS negativ und GBS unbekannt.

Bei den Parametern IL-6 und CrP existiert kein signifikanter Unterschied in allen drei Gruppen GBS-Status positiv, unbekannt und negativ.

7.6 Pathologische Werte nach Leitlinie

Die Auswahlkriterien der Grenzwerte, die für Leukozyten, IL-6 und CrP angenommen werden können, sind im Abschnitt 6.1 **"Patientenpopulation (Material)"** dargestellt und lauten zusammengefasst:

Leukozyten:
- > 30/nl
- > 15/nl
- < 6/nl

Interleukin-6:
- > 50 pg/ml
- > 100 pg/ml

CrP:
- > 10mg/l
- > 20mg/l

Ein strenges Beachten der AWMF-Leitlinie Nr. 024/020 hat zur Folge, dass folgende Neugeborenen Laborwerte aufweisen, die als pathologisch bewertet werden müssten:

Tabelle 22: Auswahlkriterium: Leukozyten > 30/nl

		Häufigkeit	Prozent	gültige Prozente	kumulierte Prozente
Gültig	unauffällig	371	94,6	100,0	100,0
	auffällig	0	0		
Fehlend	System	21	5,4		
Gesamt		392	100,0		

Das bedeutet, dass insgesamt 392 Neugeborene aus der Gruppe der GBS-positiven oder GBS-unbekannten sind, aber nur von 371 Neugeborenen Leukozytenwerte bestimmt werden konnten, 21 Werte fehlen im System. Keines der Neugeborenen hatte einen Werte > 30/nl, daher war keines der Neugeborenen als „auffällig" zu kennzeichnen.

Tabelle 23: Auswahlkriterium: Leukozyten > 15/nl

		Häufigkeit	Prozent	gültige Prozente	kumulierte Prozente
gültig	unauffällig	241	61,5	65,0	65,0
	auffällig	130	33,2	35,0	100,0
	gesamt	371	94,6	100,0	
fehlend	System	21	5,4		
Gesamt		392	100,0		

Tabelle 24: Auswahlkriterium: Leukozyten < 6/nl

		Häufigkeit	Prozent	gültige Prozente	kumulierte Prozente
gültig	unauffällig	370	94,4	99,7	99,7
	auffällig	1	0,3	0,3	100,0
	gesamt	371	94,6	100,0	
fehlend	System	21	5,4		
Gesamt		392	100,0		

Tabelle 25: Auswahlkriterium: Interleukin-6 > 50 pg/ml

		Häufigkeit	Prozent	gültige Prozente	kumulierte Prozente
gültig	unauffällig	332	84,7	99,1	99,1
	auffällig	3	0,8	0,9	100,0
	gesamt	335	85,5	100,0	
fehlend	System	57	14,5		
Gesamt		392	100,0		

Tabelle 26: Auswahlkriterium: Interleukin-6 > 100 pg/ml

		Häufigkeit	Prozent	gültige Prozente	kumulierte Prozente
gültig	unauffällig	334	85,2	99,7	99,7
	auffällig	1	0,3	0,3	100,0
	gesamt	335	85,5	100,0	
fehlend	System	57	14,5		
Gesamt		392	100,0		

Tabelle 27: Auswahlkriterium: CrP > 10 mg/l

		Häufigkeit	Prozent	gültige Prozente	kumulierte Prozente
gültig	unauffällig	311	79,3	80,8	80,8
	auffällig	74	18,9	19,2	100,0
	gesamt	385	98,2	100,0	
fehlend	System	7	1,8		
Gesamt		392	100,0		

Tabelle 28: Auswahlkriterium: CrP > 20 mg/l

		Häufigkeit	Prozent	gültige Prozente	kumulierte Prozente
gültig	unauffällig	358	91,3	93,0	93,0
	auffällig	27	6,9	7,0	100,0
	gesamt	385	98,2	100,0	
fehlend	System	7	1,8		
gesamt		392	100,0		

Die Anzahl der Neugeborenen, die anhand der Festlegung der Grenzwerte als pathologisch gelten, ist bei alleiniger Betrachtung der **Leukozyten**

- > 30/nl 0 Neugeborene, bei
- > 15/nl 130 Neugeborene, bei
- < 6/nl 1 Neugeborenes.

Die Anzahl der Neugeborenen, die anhand der Festlegung der Grenzwerte als pathologisch gelten, ist bei alleiniger Betrachtung des **Interleukin-6-Wertes**

- > 50 pg/ml 3 Neugeborene, bei
- > 100 pg/ml 1 Neugeborenes.

Die Anzahl der Neugeborenen, die anhand der Festlegung der Grenzwerte als pathologisch gelten, ist bei alleiniger Betrachtung des **CrP-Wertes**

- > 10 mg/l 74 Neugeborene, bei
- > 20 mg/l 27 Neugeborene.

Das heißt, dass bei Beachtung der AWMF-Leitlinie und der entsprechenden Interpretation der Literaturangaben die Laborwerte von bis zu 207 Neugeborenen als pathologisch bewertet werden und die Neugeborenen somit behandelt werden müssten (41, 49, 56, 65, 66, 67, 68, 76). Dies entspricht 34 Prozent der 603 untersuchten Neugeborenen.

8. Diskussion

8.1 Hauptfragestellung

Somit bleibt festzuhalten, dass bei unserer Population, den 44 Neugeborenen GBS-positiver Mütter, durch die Blutentnahme zur Bestimmung von IL-6, Leukozyten und CrP zwar höhere Leukozyten auftraten, dass jedoch keine zusätzliche Information bezüglich des Erkennens einer Infektion gewonnen werden konnte. Kein Laborparameter, auch nicht die Leukozytenzahl, hat dazu geführt, die klinische Beurteilung des Neugeborenen zu verändern. Die Laboruntersuchung führte also nicht zu diagnostischen und therapeutischen Konsequenzen. Es wurden sämtliche Familien aller GBS-positiven Kinder im Verlauf kontaktiert, um sicherzustellen, dass keines der Kinder aus dieser Gruppe innerhalb von acht Wochen nach Entlassung aus dem Krankenhaus noch erkrankt war.

Somit ist fraglich, ob Neugeborenen mit Risikofaktoren, im vorliegenden Fall „GBS-positiver Status der Mutter", weiter empfohlen werden kann, Blut abnehmen zu lassen. Dies wird aber in den Leitlinien der DGGG, der GNPI, der DGPI und der DGMP empfohlen. Die Leitlinie sollte in diesem Punkt revidiert werden.

Das strikte Befolgen der Leitlinie könnte sogar negative Auswirkungen haben, da durch die Messung der Laborparameter das Risiko besteht, dass bis zu 207 (34 Prozent von insgesamt 603 Neugeborenen) der Kinder übertherapiert werden. Dies würde bedeuten, dass sie unsinnigerweise auf eine Neugeborenen-Intensivstation aufgenommen werden müssten, in der Regel von ihren Müttern getrennt werden und antibiotisch behandelt würden, wenn die genannten Laborparameter als Indikation zur antibiotischen Therapie gewertet würden. Daraus können sich nicht nur für das Individuum negative Folgen ergeben, sondern auch für die gesamte Population (Antibiotikaresistenzen, direkte Auswirkungen auf den Organismus durch die Therapiemaßnahmen, Veränderung der Mutter-Kind-Bindung, Kosten et cetera).

8.2 Diskussion des Zeitpunktes der Blutentnahme

Die Blutentnahme fand zwischen der 36. und 48. Lebensstunde statt, und es zeigte sich für diese Zeit eine signifikante Erhöhung der Leukozytenzahl. Vermutlich handelt es sich aber dabei bereits nicht um das Maximum, welches sowohl bei Leukozyten als auch bei IL-6 früher besteht (siehe Abbildung 15). Würde man noch früher Blut entnehmen – die Leitlinie macht über den Abnahmezeitpunkt keine Angaben – hätte man unter Umständen eine noch größere Zahl an Neugeborenen, die fälschlicherweise antibiotisch behandelt würden, da sich höhere und damit auffällige Laborwerte bei Leukozyten und IL-6 ergeben würden, obwohl keine Infektion besteht. Andererseits zeigt sich bei einer Bestimmung von Leukozyten und Procalcitonin, dass der Abnahmezeitpunkt 36 bis 48 Stunden nicht im Intervall der Maxima dieser beiden Parameter liegt und somit vermutlich der Procalcitoninwert in diesem Intervall sich als zu niedrig erweisen dürfte, sollte eine Infektion mit GBS bestehen.

Wir hatten für unsere Untersuchungsreihe den Abnahmezeitpunkt 36 bis 48 Stunden gewählt, da der frühestmögliche Zeitpunkt für das Neugeborenenscreening 36 Stunden ist. Deswegen war bei keinem einzigen Kind eine zusätzliche Blutentnahme und somit kein zusätzlicher Stich für unsere Untersuchungen nötig. Ein späterer Zeitpunkt als 48 Stunden erschien uns nicht sinnvoll, da die Leitlinie ja expressis verbis eine Blutabnahme postnatal fordert und zu diesem Zeitpunkt bereits viele Kinder die Klinik verlassen haben. Zum anderen beginnen „Early-onset"-Infektionen postnatal in aller Regel innerhalb 48 Stunden. Sollte eine Infektion mittels Blutentnahme nach der Empfehlung der Leitlinien nachgewiesen werden können, wäre nach 48 Stunden ein unter Umständen zu später Zeitpunkt zur Therapie.
Die bestimmten CrP-Werte hingegen dürften sich, vor dem Zeitpunkt 48 Stunden bestimmt, als zu niedrig erweisen, da das Maximum des CrP im Falle einer Infektion erst bei etwa 48 Stunden besteht.

Es besteht außerdem die Gefahr, bei der Infektionsdiagnostik des Neugeborenen sich zu sehr auf Laborwerte zu verlassen und die Veränderung des klinischen

Zustandes zu übersehen. Normale Laborwerte könnten den Behandelnden fälschlicherweise „in Sicherheit" wiegen.

Abbildung 15: Zu erwartender zeitlicher Verlauf der Entzündungsparameter im Rahmen einer Infektion unter einer Behandlung mit Antibiotika

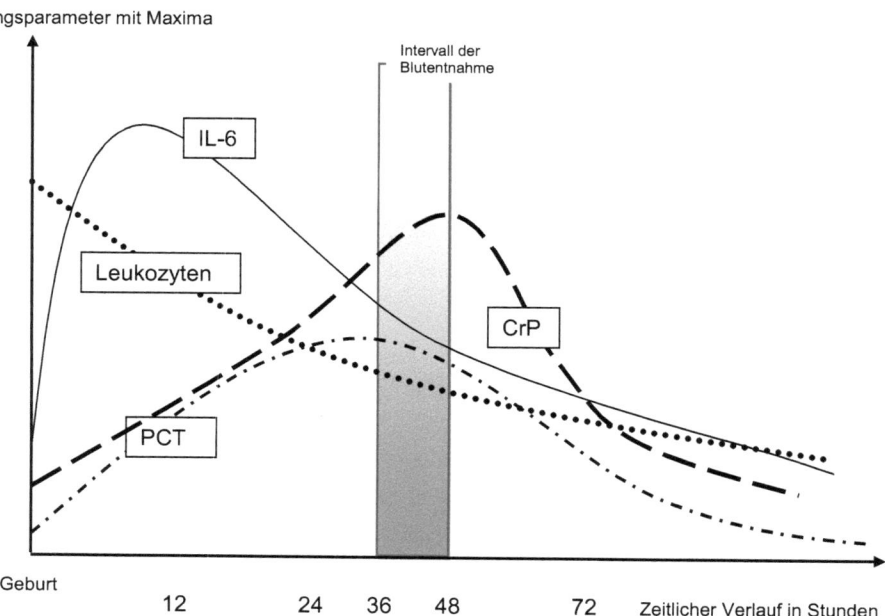

Quellen: 12, 41, 50, 60, 61

8.3 Diskussion der „Normalwerte"

Ein großes Problem stellt die Interpretation der Laborwerte dar, welche Maximalwerte, oder bei Leukozytopenien Minimalwerte, als Infektionshinweis angesehen werden müssen. In der Literatur gibt es dafür durchaus unterschiedliche Hinweise. So besteht beispielsweise bezüglich der CrP-Werte Uneinigkeit, ob Werte oberhalb von 10 oder erst oberhalb von 20 mg/l als auffällig und als Hinweis auf eine Infektion zu interpretieren sind. Bei den Leukozyten ist dies ähnlich, zum Teil gelten Werte oberhalb von 30/nl, aber auch oberhalb von 15/nl als auffällig. Auch bei IL-6 sind eindeutige Aussagen nicht möglich. In praxi werden für Kliniken Interpretationshilfen mit Intervallen angeboten, die eine Infektion entweder „sicher ausschließen", eine „lokale Entzündung" beschreiben, oder wenn eine „systemische Entzündungsreaktion" besteht, die „kontrollbedürftig" ist. Erst sehr hohe Werte beschreiben eine „behandlungsbedürftige" Entzündungsreaktion. Es gibt Vermerke, dass die vorgeschlagenen Werte „Erfahrungswerte" darstellen und auf das eigene Patientengut „adaptiert" werden müssen. Derartige Interpretationshilfen werden von unterschiedlichen Firmen angeboten und regelmäßig angewendet.

Abbildung 16: Handlungsempfehlung der Firma Siemens

	Konzentration	Interpretation
	< 15 pg/ml	Praktisch sicherer Ausschluss einer Entzündung
IL-6	15 – 150 pg/ml	Lokale Entzündungsreaktion
(IMMULITE)	> 150 pg/ml	Systemische Entzündung, IL-6 Konzentration korreliert mit dem Ausmaß der Entzündungsreaktion
	> 1000 pg/ml	Persistenz über mehr als 3 Tage – Hochrisikopatient

Interleukin-6
Interpretationshilfe für die Neonatologie
ab 2. Lebenstag

Diese Werte stellen Erfahrungswerte aus der klinischen Routine dar und müssen auf das eigene Patientengut adaptiert werden. Die angegebenen Werte gelten ausschließlich für Bestimmungen mit den Siemens IMMULITE-Systemen.

Im Rahmen der Untersuchungen der Laborwerte bei den 603 Neugeborenen unserer Gruppe hat sich bei Beachtung der Leitlinie und der Interpretation der Laborwerte gezeigt, dass keines der Kinder einen Leukozytenwert > 30/nl aufweist. Es fanden sich 130 Neugeborene mit einem Grenzwert von Leukozyten von > 15/nl und nur ein Neugeborenes bei einer Leukopenie < 6/nl.

Abbildung 17: Leukozyten > 15/nl, entspricht 130 von 603 Neugeborenen

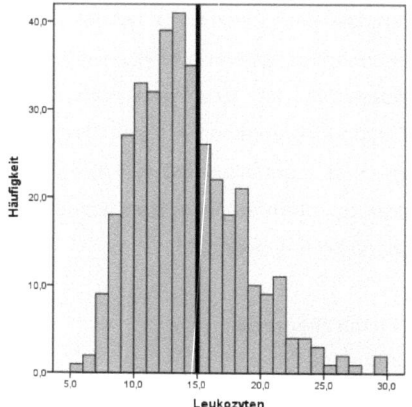

Abbildung 18: Leukozyten < 6/nl, entspricht 1 von 603 Neugeborenen

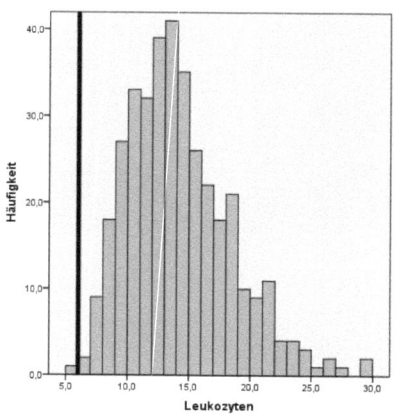

Bei der Interleukin-6-Bestimmung müssten drei Neugeborene beim Grenzwert 50 pg/ml als pathologisch interpretiert werden, beim Grenzwert 100 pg/ml ein Neugeborenes.

Abbildung 19: IL-6 > 50 pg/ml, entspricht 3 von 603 Neugeborenen

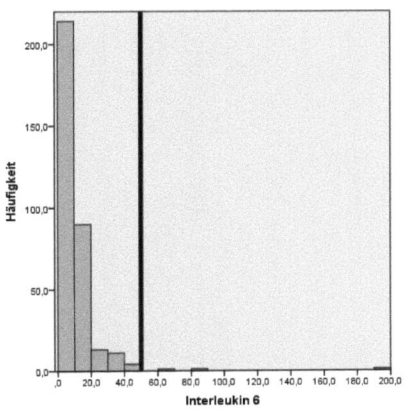

Abbildung 20: IL-6 > 100 pg/ml, entspricht 1 von 603 Neugeborenen

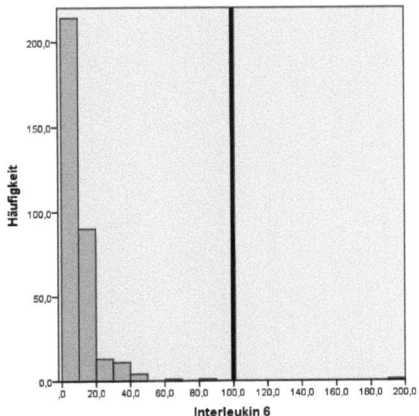

Bei der CrP-Bestimmung müssten 74 Neugeborene beim Grenzwert 10 mg/l als pathologisch interpretiert werden, beim Grenzwert 20 mg/l sind dies 27 Neugeborene.

Abbildung 21: CrP > 10 mg/l, entspricht 74 von 603 Neugeborenen

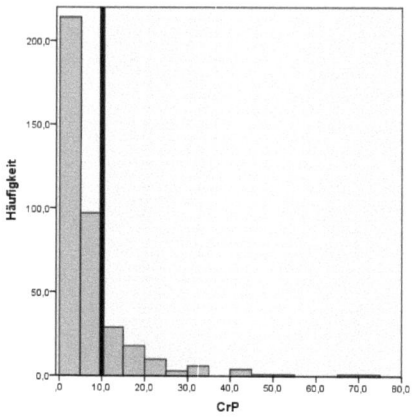

Abbildung 22: CrP > 20 mg/l, entspricht 27 von 603 Neugeborenen

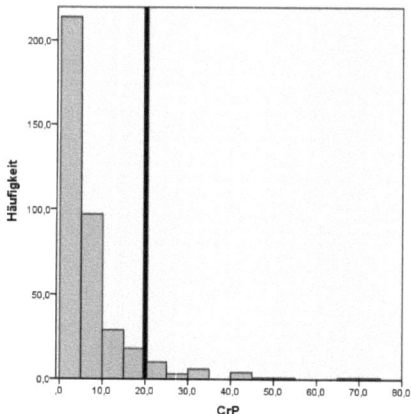

Aus den dargestellten Werten errechnet sich die Spezifität nach folgender Formel:

$$\text{Spezifität in \%} = \frac{\text{Anzahl der richtig negativen Werte}}{\text{Anzahl der richtig negativen + Anzahl der falsch positiven}} \times 100\ \%$$

Tabelle 29: Spezifität der einzelnen Labortests

Labortest	Leukozyten > 15/nl	Leukozyten < 6,0/nl	IL-6 > 50 pg/ml	IL-6 > 100 pg/ml	CrP > 10 mg/l	CrP > 20 mg/l
Spezifität	54 %	0,27 %	0,9 %	0,30 %	24 %	7,5 %

8.4 Diskussion der Leukozytenwerte

Ein statistisch signifikanter Unterschied der Laborwerte zeigt sich bei der Bestimmung der Leukozyten GBS-positiver Frauen gegenüber GBS-unbekannten und GBS-negativen Frauen. Rein statistisch betrachtet, ist dies der Beweis, dass bei GBS-positiven Frauen die Neugeborenen höhere Leukozytenwerte aufweisen als die Neugeborenen aller anderen Frauen.

Die Erhöhung der Leukozytenwerte bei den Neugeborenen GBS-positiver Frauen gegenüber denen GBS-negativer Frauen könnte durchaus relevant sein, da es möglich erscheint, dass bei einer bakteriellen Besiedelung Leukozyten als Zellen der Immunabwehr vermehrt in Erscheinung treten müssen, um eine Entzündungsreaktion unter Kontrolle halten zu können. Dass auch die Leukozytenwerte der Gruppe GBS positiv gegenüber der Gruppe GBS unbekannt erhöht sind, erscheint zunächst fragwürdig, ist jedoch bei der Betrachtung der Tatsache, dass in der Gruppe der GBS-unbekannten zu etwa acht bis 16 Prozent GBS-positive Mütter enthalten sind, wahrscheinlicher. Klinische Relevanz hat im Rahmen unserer Untersuchung diese Erhöhung der Leukozytenzahlen nicht, da keines der Neugeborenen mit Krankheitssymptomen auffiel.

Das entscheidende Ziel ist die Vermeidung einer Infektion durch Prophylaxe und das frühzeitige Erkennen einer sich eventuell trotzdem entwickelnden Infektion. Ein großer Schritt zur Infektionsvermeidung des Neugeborenen war mit der Implementierung der Empfehlung zur vorgeburtlichen antibiotischen Therapie GBS-positiver Mütter getan. Den klinischen Zustand des Kindes in den Vordergrund zu stellen und dann bei Bedarf frühzeitig eine Diagnostik und eine adäquate Therapie einzuleiten, unabhängig der Laborwerte, könnte ein gangbarer Weg sein, die trotz Prophylaxe auftretenden Neugeboreneninfektionen zu erfassen. Der umgekehrte Weg, Laborwerte zu gewinnen und dann die klinische Beurteilung vorzunehmen, birgt mehr Gefahren. Das Neugeborene klinisch zu beurteilen und dann trotz klinisch unauffälligem Zustand Blut abzunehmen, erscheint nach unseren Daten nicht sinnvoll.

Als Konsequenz sollte vielmehr mehr Wert darauf gelegt werden, den klinischen Blick des Untersuchers zu schulen, um Infektionen des Neugeborenen frühzeitig erkennen zu können. Interessant ist in diesem Zusammenhang auch die Arbeit von Escobar (1999), in der gezeigt werden konnte, dass die klinische Untersuchung durch die Kinderkrankenschwester bessere Ergebnisse liefert als die Untersuchung durch den Arzt (69).

Ein weiterer Faktor bezieht die Kosten mit ein: Nimmt man beispielsweise für die Behandlung einer Sepsis eines Neugeborenen einen Betrag von etwa 500 Euro pro Tag an, so würden die Krankenversicherungen allein im Falle unserer Untersuchung mit mindestens 103 500 Euro pro Tag belastet (207 zu behandelnde Kinder) werden. Nach den Daten des Statistischen Bundesamtes wurden im Jahre 2009 in Deutschland 651 000 Kinder geboren. Würde man die strenge Beachtung der Leitlinie für alle Neugeborenen in Deutschland anwenden, würde dies bedeuten, dass bis zu 221 340 (34 Prozent) Kinder im Jahr 2009 fälschlicherweise behandelt worden wären, dies könnte einen Betrag von rund 111 Millionen Euro pro Tag bedeuten. Die Behandlungsdauer eines auffälligen Kindes dauert in Deutschland, je nach Behandlungszentrum, mindestens drei Tage. Allein durch die Handlungsempfehlung der diskutierten AWMF-Leitlinie, würde dies Kosten von mindestens 333 Millionen Euro pro Jahr bedeuten.

Aufgrund der genannten Überlegungen sollte die Leitlinie dringend revidiert werden.

In den Leitlinien ist folgender Schlusssatz zu lesen: „Eine engmaschige klinische Überwachung erfordert mindestens alle vier Stunden eine dokumentierte Zustandsbeschreibung des Neugeborenen durch eine erfahrene Pflegekraft oder Hebamme. Diese wurde aber ebenso wie der prädiktive Wert der genannten Laboruntersuchungen bei klinisch unauffälligen Kindern nicht ausreichend evaluiert."

8.5 Zusammenfassung

GBS sind gefürchtete Erreger für eine Früh-Sepsis beim Neugeborenen. Die Besiedelungsrate Schwangerer ist mit 15 bis 20 Prozent relativ hoch, die Inzidenz einer Neugeboreneninfektion durch GBS daher von großer klinischer Relevanz (ca. 0,5/1000). Neben der reinen Letalität erleiden infizierte Neugeborene, besonders aber Frühgeborene, durch eine GBS-Infektion häufig neurologische Schäden infolge einer Infektionsassoziierten periventrikulären Leukomalazie (PVL), beziehungsweise eine intrakranielle Blutung (ICH). Ein wichtiges Ziel ist daher, Infektionen zu verhindern, um Kinder vor diesen schwerwiegenden Schäden durch eine GBS-Sepsis zu schützen. Um dieses Ziel zu erreichen, steht zum einen die Antibiotikaprophylaxe der Schwangeren mit erhöhtem Risiko für eine neonatale GBS-Infektion zur Verfügung, die etabliert und anerkannt ist. Das Ziel der Expertenkommission durch Erstellung der Leitlinien zur „Prophylaxe der Neugeborenensepsis – frühe Form – durch Streptokokken der Gruppe B" einen sinnvollen Beitrag zur Vermeidung einer Infektion zu leisten, ist ein hochgestecktes Ziel. Die daraus resultierende Frage, inwieweit laborchemische Untersuchungen beim Neugeborenen eine zusätzliche Information zur Erfassung infizierter Neugeborener trotz Prophylaxe leisten kann, sollte mittels unserer Studie untersucht werden.

Bei den 603 untersuchten Neugeborenen GBS-positiver, GBS-negativer und GBS-unbekannter (zum Zeitpunkt der Schwangerschaft) Mütter konnten wir zeigen, dass nur beim Laborwert Leukozyten ein signifikanter Unterschied zwischen den Gruppen GBS positiv zu GBS negativ beziehungsweise GBS unbekannt besteht. Allerdings war keines dieser Kinder manifest erkrankt. Es zeigt sich jedoch maximal eine Spezifität von 54 Prozent für einen Grenzwert einer Leukozytose von > 15/nl. Bei den anderen Parametern IL-6 und CrP existiert kein Unterschied, beim angenommen pathologischen CrP-Wert von > 10 mg/l besteht eine Spezifität von 24 Prozent, beim angenommen pathologischen CrP-Wert > 20 mg/l nur noch von 7,5 Prozent. Eine Spezifität von weniger als einem Prozent besteht bei den Werten Leukozyten < 6/nl, IL-6 > 50 oder > 100 pg/ml.

Keines der untersuchten Neugeborenen hat im weiteren Verlauf eine Infektion erlitten, alle blieben gesund, obwohl sie keine antibiotische Therapie erhielten. Die

Daten belegen, dass durch die Bestimmung von den Laborparametern Leukozyten, CrP und IL-6 keine zusätzliche brauchbare Information zum Ausschluss einer Infektion gewonnen wird. Es ist sogar eher davon auszugehen, dass durch die Bestimmung der Werte mehr Probleme als Vorteile entstehen. Aus der Gruppe der 603 Kinder, die untersucht wurden, wären bis zu 207 Kinder, je nachdem welcher Laborwert als pathologisch angenommen würde, als pathologisch eingestuft worden und hätten behandelt werden müssen – mit allen unerwünschten Folgen. Als infiziert eingestufte Neugeborene werden intensivmedizinisch betreut, sie werden von ihrer Mutter getrennt mit negativen Auswirkungen auf die Mutter-Kind-Bindung und die gesamte Familie. Die als infiziert eingeschätzten Neugeborenen werden entweder sofort antibiotisch behandelt, mit weiteren Laborkontrollen zur Verlaufsbeurteilung, mit Blutentnahmen und Stress für das Neugeborene. Häufige Antibiotikagaben, gerade auch bei Betrachtung der Gesamtpopulation, führen zwangsläufig zu Antibiotikaresistenzen mit entsprechenden immer schwieriger zu beherrschenden Problemen. Auch nicht zu vernachlässigen sind die damit verbundenen Kosten: Bei strenger Beachtung der Leitlinie könnte das deutsche Gesundheitssystem pro Jahr mit mehr als 300 Millionen Euro zusätzlich und ohne nachweisbaren Nutzen belastet werden.

9. Literaturverzeichnis

1	American Academy of Pediatrics Committee on Infectious Diseases and Committee on Fetus and Newborn. Revised Guidelines for Prevention of Early-Onset Group B Streptococcal (GBS) Infection. Pediatrics 1997; 99: 489–496.
2	Ottolini MC, Lundgren K, Mirkinson LJ, Cason S, Ottolini MG. Utility of complete blood count and blood culture screening to diagnose neonatal sepsis in the asymptomatic at risk newborn. Pediatric Infect Dis J 2003; 22: 430–434.
3	Schuchat A, Zywicki SS, Dinsmoor MJ, Mercer B, Romaguera J, O'Sullivan MJ. Risk Factors and Opportunities for Prevention of Early-Onset Neonatal Sepsis: A multicenter Case-Control Study. Pediatrics 2000; 105: 21–26.
4	Roos R et al. Checkliste Neonatologie, Das Neo-ABC, Georg Thieme Verlag, Stuttgart, New York, 2008; 3. Auflage: 212.
5	AWMF-Leitlinien-Register Nr. 024/020. Prophylaxe der Neugeborenensepsis – frühe Form – durch Streptokokken der Gruppe B. Überarbeitete Version, 07/2008.
6	Lancefield RC. The antigenic complex of Streptococcus haemolyticus. I. Demonstration of a type-specific substance in extracts of Streptococcus heamolyticus. Journal of Experimental Medicine 1928; 47: 481–491.
7	Lancefield RC. A serological differentiation of human and other groups of heamolytic streptococci. Journal of Experimental Medicine, New York, 1933; 57: 571–659.
8	DGPI. Handbuch der Deutschen Gesellschaft für Pädiatrische Infektiologie e. V. (DGPI). Georg Thieme Verlag, Stuttgart, New York, 2009; 5. Auflage: 489.
9	Kayser FH et al. Medizinische Mikrobiologie. Georg Thieme Verlag, Stuttgart, New York, 2002; 10. Auflage: 247.
10	Pezzutto A et al. Taschenatlas der Immunologie. Georg Thieme Verlag, Stuttgart, New York, 2006; 2. Auflage: 66.
11	Fluegge K, Siedler A, Heinrich B et al. Incidence and clinical presentation of invasive neonatal group B streptococcal infections in Germany. Pediatrics 2006; 117: e1139–1145.
12	Löffler G, Petrides P, Biochemie und Pathobiochemie. Springer Verlag, Berlin, Heidelberg, New York, 2003; 7. Auflage: 816 ff.
13	Karzai W, Oberhoffer M, Reinhart K. Procalcitonin – ein diagnostischer Parameter bei Sepsis, Intensivmedizin und Notfallmedizin. Steinkopff Verlag, August 1999; Volume 36, Number 6 .
14	Wasmon CS et al. GBS colonization in mothers and babies. Antibiot Chemother 1985; 35: 28–39.
15	Jones DE et al. GBS colonization patterns in mothers and their infants. J Clin Microbiol Sep 1984; 20 (3): 438–40.
16	Joshi AK et al. Prevalence and significance of GBS in a large obstetric population. Can Med Assoc J Aug 1987; 137 (3): 209–211.

17	Daugaard HO et al. GBS in the lower urogenital tract and late abortions. Am J Obstet Gynecol Jan 1988; 158 (1): 28–31.
18	Gendrel D et al. Procalcitonin as a marker for the early diagnosis of neonatal infection. The Journal of Pediatrics April 1996; Volume 128, Number 4: 570–573.
19	Roos R., Handrick W. Neugeboreneninfektion – Umstrittenes und Gesichertes. Hans Marseille Verlag GmbH München, pädiat. prax. 2007; 70: 3–13 und 199–208.
20	Chaaban H. The Role of Inter-Alpha Inhibitor Proteins in the Diagnosis of neonatal Sepsis. The Journal of Pediatrics April 2009: 620–622.
21	Flügge K, Berner R. Gruppe-B-Streptokokken bei Neugeborenen. Hans Marseille Verlag GmbH München, pädiat. prax. 2008; 72: 39–36.
22	Luck S et al. Estimated early-onset group B streptococcal neonatal disease. Lancet 2003; 361: 1953–1954.
23	Miller LC et al. Neonatal interleukin-1β, Interleukin-I, and tumor necrosis factor: Cord blood levels and cellular production. J Pediatr 1990; 117: 961–965.
24	Nijsten MWN et al. Procalcitonin behaves as a fast responding acute phase protein in vivo and in vitro. Cri Care Med 2000; 28: 458–464.
25	Kunz D, Kohse K. Entzündungsdiagnostik in der Pädiatrie. J Lab Med 2002; 26 (5/6): 335–340.
26	Gendrel D et al. Measurement of Procalcitonin Levels in Children with Bacterial or Viral Meningitis. Clinical Infectios Diseases 1997; 24: 1240–1242.
27	Kobayashi H. Endogenous anti-inflammatory substances, inter-alpha-inhibitor and bikunin. Biol Chem 2006; 387: 1545–1549.
28	Baker CJ. Summary of the workshop on perinatal infections due to GBS. J Infect Dis 1977 ; 136/1: 137–152.
29	Schrag SJ, Zell ER, Lynfield R. et al. A population-based comparison of strategies to prevent early-onset Group B streptococcal diseases in neonates. N Engl J Med 2002; 347: 233–239.
30	Boyer KM, Gadzala CA, Kelly PG, Burd LI, Gotoff SP. Selective intrapartum chemoprophylaxis of neonatal group B streptococcal early-onset disease: II. Predictive value of prenatal cultures J Infect Dis 1983; 148: 802–809.
31	De Cueto M, Sanchez M-J, Sampedro A, Miranda J-A, Herruzo A-J, Rosa-Fraile M. Timing of intrapartum ampicillin and prevention of vertical transmission of group B streptococcus. Obstet Gynecol 1998; 91: 112–114.
32	Lin FYC, Brenner RA, Johnson YR et al. The effectiveness of risk-based intrapartum chemoprophylaxis for the prevention of early-onset neonatal group B streptococcal disease. A J Obstet Gynecol 2001; 184: 1204–1210.
33	Kolben M, Höss C, Proquitte H et al. Peripartales Management bei mütterlicher Streptokokken B Kolonisation. Gynäkol Prax 1997; 21: 241–246.
34	Oxford Centre for Evidence-Based Medicine Levels of Evidence, http://www.cebm.net/levels_of_evidence.asp

35	Peltola H, Jaakkola M. C-reactive protein in early detection of bacteremic versus viral infections in immunocompetent and compromised children. J PEDIATR 1988; 113: 641–646.
36	Sutor AH et al. Disseminierte intravasale Gerinnung bei durch Streptokokken verursachter Neugeborenensepsis. „Erworbene Gerinnungsstörungen im Kindesalter. Ferdinand Enke Verlag, Stuttgart, 1976: 52–56.
37	Lüttigen R et al. Neugeborenen-Sepsis und -Meningitis durch GBS. Dt. Ärzteblatt Mai 1983; Heft 18.
38	Kunze W et al. Über Infektionen durch BS bei Neugeborenen und jungen Säuglingen. Kinderärztliche Praxis 1981; Heft 12: 628–633.
39	Roos R. Diagnostik und Therapie neonataler Infektionen. FAC 1987; Band 6-2: 375–83.
40	Christensen RD et al. Fatal early onset GBS sepsis with normal leukocyte counts. Pediatr Infect Dis May-June 1985; 4 (3): 242–245.
41	Franz AR et al. Comparison of Procalcitonin with interleukin 8, C-reactive protein and differential white blood cell count for the early diagnosis of bacterial infections in newborn infants. Pediatr Infect Dis J 1999: 18.
42	Gendrel D et al. Of Procalcitonin with c-reactive protein, interleukin 6 and interferon-alfa for differentiation of bacterial vs. viral infections. Pediatr Infect Dis J 1999; 18: 875–881.
43	Philip AG, Mills PC. Use of C-reactive protein in minimizing antibiotic exposure: experience with infants initially admitted to a well-baby nursery. Pediatrics 2000; 106: e4.
44	Escobar GJ et al. Neonatal sepsis workups in infants ≥2000g at birth: A population based study. Pediatrics 2000; 106: 256–263.
45	Berner R. Infektionen durch Gruppe-B-Streptokokken in der Neonatalperiode. Monatsschr Kinderheilkd 2003; 151: 373–383.
46	Feng-Ying C, Weisman LE, Azimi PH et al. Level of maternal IgG anti-group B streptococcus type III antibody correlated with protection of neonates against early-onset disease caused by this pathigen. JID 2003; 190: 928–934.
47	Weisner Am, Johnson AP, Lamagnis L et al. Characterization of group B streptococci recovered from infants with invasive disease in England and wales. Clin Infect Dis 2004; 38: 1203–1208.
48	Naugler WE, Karin M. The wolf in sheep's clothing: the role of interleukin-6 in immunity, inflammation and cancer. Trends-Mol-Med. 2008 mar; 14(3): 109–119.
49	Buck C et al. Interleukin-6: A sensitive Parameter for the early Diagnosis of Neonatal Bacterial Infection, Pediatrics 1994; Volume 93, No. 1, January: 54–56.
50	Küster H et al. Interleukin-1 receptor antagonist and interleukin-6 for early diagnosis of neonatal sepsis 2 days before clinical manifestation, The Lancet October 1998; Vol. 352, 9136: 1271–1277.
51	Cohen S, Bigazzi PE, Yoshida T. Similarities of T cell function in cell-mediated immunity and antibody production. Cell Immunol 1974; 12: 150–159.
52	Friedman S et al. Neonatal Echerichia coli infections: concerns regarding resistance to current therapie. Acta Paediatr 2000; 89: 686–689.
53	DeLouvois J, Dagan R, Tessin I. On behalf of the European Society for Pediatric Diseases – Neonatal

	Sepsis Study Group. A comparison of ceftazidime and aminoglycoside based regimes as empirical treatment in 1316 cases of suspected sepsis in the newborn. Eur J Pediatr 1992; 151: 876–884.
54	Centers for Disease Control and Prevention. Prevention of perinatal group B streptococcal disease. Morbid Mortal Wkly Rep 2002; 51(11): 1–25.
55	Weiß Ch. Basiswissen Medizinische Statistik. Springer-Verlag, Berlin, Heidelberg, New York, 2002; 2. Auflage.
56	AWMF-Leitlinien-Register Nr. 024/08. Bakterielle Infektionen bei Neugeborenen. Überarbeitete Version, 02/2006.
57	Heath PT et al. Group B streptococcal disease in UK and Irish infants younger than 90 days. Lancet 2004; 363: 292–294.
58	Monneret G et al. Procalcitonin and C-reactive protein levels in neonatal infections. Acta Paediatr 1997; 86: 209–212.
59	Pak C Ng, Hugh S Lam. Diagnostic markers for neonatal sepsis. Lipincott Williams and Wilcins, Curr Opin Pediatr 2006; 18: 125–131.
60	Jankovic B et al. C-reactive protein concentrations during initial (empiric) treatment of neonatal sepsis. Srp Arh Celok Lek. 2001 May-Jun; 129 Suppl 1: 17–22.
61	Noor MK et al. Comparison between CRP and IL-6 as early markers of neonatal sepsis. Mymensingh Med J 2008 Jul; 17(2 Suppl): 72–76.
62	Trijbels-Smeulders et al, Serotypes, Genotypes, And Antibiotic Susceptibility Profiles Of Group B Streptococci Causing Neonatal Sepsis And Meningitis Before And After Introduction Of Antibiotic Prophylaxis. Pediatr Infect Dis J 2006 Oct; 25(10): 945–948.
63	Jelinkova J, Motlova J. Worldwide Distribution of Two New Serotypes of Group B Streptococci: Type IV and Provisional Type V. Journal of Clinical Microbiology 1985; Vol. 21. No 3: 361–362.
64	Lander F et al. Gruppe B-Streptokokken (GBS): ein neonataler Sepsiserreger bei älteren Erwachsenen – Ergebnisse einer nationalen Studie, Meeting Abstract vom 10. Kongress für Infektionskrankheiten und Tropenmedizin (KIT 2010). Köln, 23. –26.06.2010. Düsseldorf. German Medical Science GMS Publishing House 2010; DocINF 08-4.
65	Mathers NJ, Pohlandt F. Diagnostic audit of C-reactive protein in neonatal infection. Eur J Pediatr 1987; 146(2): 147–151.
66	Benitz WE, Han MY, Madan A, Ramachandra P. Serial serum C-reactive protein levels in the diagnosis of neonatal infection. Pediatrics 1998; 102(4): E41.
67	Berner R, Niemeyer CM, Leititis JU, Funke A, Schwab C, Rau U et al. Plasma levels and gene expression of granulocyte colony-stimulating factor, tumor necrosis factor-alpha, interleukin (IL)-1beta, IL-6, IL-8, and soluble intercellular adhesion molecule-1 in neonatal early onset sepsis. Pediatr Res 1998; 44(4): 469–477.
68	Gendrel D et al, Comparison of procalcitonin with C-reactive protein, interleukin 6 and interferon-alpha for differentiation of bacterial vs. viral infections. Pediatr Infect Dis J 1999 Oct; 18(10): 875–881.
69	Escobar GJ, The Neonatal "Sepsis Work-up": Personal reflections on the Development of an

	Evidence-based Approach Toward Newborn Infections in a Managed Care Organization. Pediatrics 1999; 103; 360–373.
70	Schrag Stephanie J et al. Early-Onset Neonatal Sepsis in the Era of Widespread Intrapartum Chemoprophylaxis. Pediatr Infect Dis J Oct 2006; Vol 25(10): 939–940.
71	Alarcon A et al. Neonatal early Onset Escherichia coli Sepsis: trends in Incidence and antimicrobial Resistance in the Era of Intrapartum Antimicobial Prophylaxis. Pediatr Infect Dis J 2004; 23: 295–299.
72	Flügge K, Siedler A, Heinrich B et al. Incidence and Clinical Presentation of Invasive Neonatal Group B Streptococcal Infections in Germany. Pediatrics 2006; 117: e1149–e49.
73	Brimil N et al. Epidemiology of Streptococcus agalactiae colonization in Germany. Int J Med Microb 2006; 296: 39–44.
74	Volpe JJ: Neurobiology of periventricular leukomalacia in the premature infant, Pediatr Res 2001; 50: 553–562.
75	Richard A Polin. Systemic infection and brain injury in the preterm infant. Jornal de Pediatria 2008; 84: 3.
76	Laborada G et. al. Diagnostic Value of Cytokines and C-reactive Protein in the First 24 Hours of Neonatal Sepsis, American Journal of Perinatology 2003; 20: 491–501.

10. Anhang

Dokumentationsbogen 1:

Fragebogen zur GBS-Untersuchung

Name der Mutter: _____

Geburtsdatum: _____

GBS-Status: ○ positiv　○ negativ　○ unbekannt
Wenn positiv, Antibiotikaprophylaxe? ○ ja　○ nein

Blasensprung > 18 Stunden?　　　○ ja　　○ nein
Wenn positiv, Antibiotikaprophylaxe?　○ ja　　○ nein

Name des Kindes: _____

Geburtsdatum: _____

Geschlecht:　○ weiblich　　○ männlich

Blutentnahme am: _____

Status des Kindes zum Zeitpunkt der Blutentnahme sowie vorher:

Keine Atemstörung　　　○ ja　　○ nein

Normale Körpertemperatur ○ ja　　○ nein

Normale Hautperfusion　○ ja　　○ nein

Laborergebnisse:
　　Leukozyten　_____ /nl
　　IL-6　　　　_____ ng/l
　　CrP　　　　_____ mg/l
　　Evtl. PCT　_____ µg/l

Grafik Empfehlung der Leitlinie zum Vorgehen beim Neugeborenen

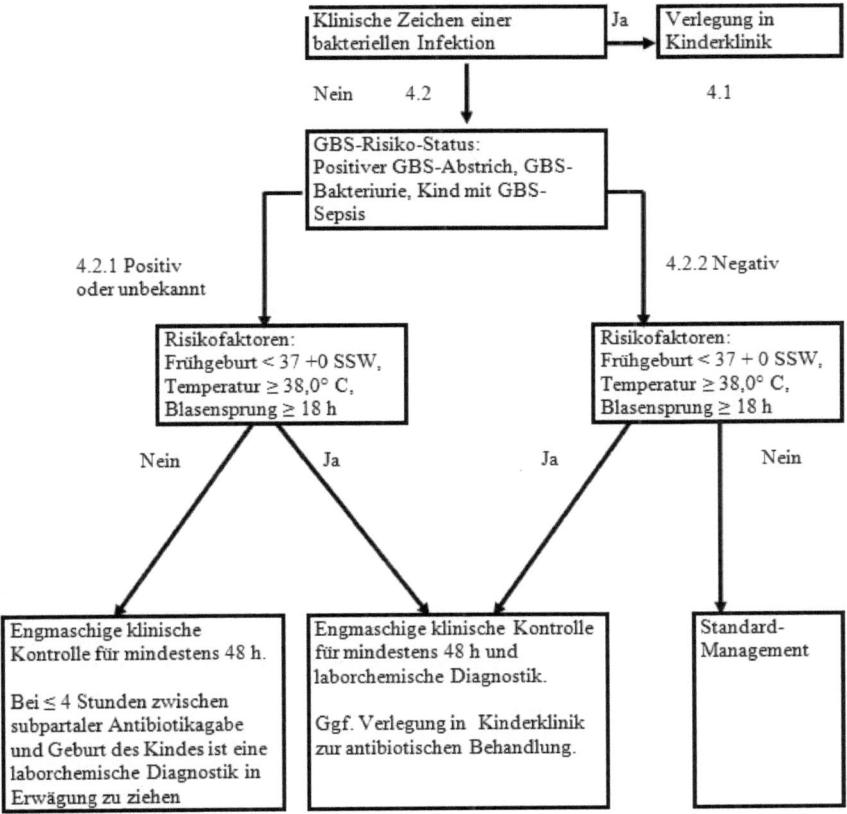

11. Abkürzungen

/nl	pro Nanoliter
µg/l	Mikrogramm pro Liter
AWMF	Arbeitsgemeinschaft der Wissenschaftlichen Medizinischen Fachgesellschaften
C3a	Komplementfaktor 3a
C5a	Komplementfaktor 5a
CD2	Cluster of Differentiation-2
CrP	C-reaktives Protein
DGGG	Deutsche Gesellschaft für Gynäkologie und Geburtshilfe
DGPI	Deutsche Gesellschaft für Neonatologie und Pädiatrische Infektiologie
DGPM	Deutsche Gesellschaft für Perinatale Medizin
E	Einheiten
EDTA	Ethylen Diamine Tetra-Acetate
g	Gramm
GBS	Gruppe der B-Streptokokken = β-hämolysierende Streptokokken der Gruppe B
GNPI	Gesellschaft für Neonatologie und pädiatrische Intensivmedizin
IaIp	Inter Alpha Inhibitor Protein
IL-1/6/8/12	Interleukin-1/6/8/12
LFA-1/-3	Lymphozyte Funktion-verbundenes Antigen-1/-3 = Funktionelles Lymphozyten-Antigen
LPS	Lipopolisaccharid
mg	Milligramm
mg/l	Milligramm pro Liter
MHC	Major Histocompatibility Complex = Haupthistokompatibilitätskomplex
min	Minute(n)
Mio.	Millionen
PCR	Polymerase Chain Reaction = Polymerasekettenreaktion
PCT	Procalcitonin

pg/ml	Picogramm pro Milliliter
PVL	Periventrikuläre Leukomalazie
sek	Sekunde(n)
SER	Systemische Entzündungsreaktion
SIRS	Systemic Inflammatory Response Syndrome
SPSS	Statistical Package for the Social Sciences, originales Produkt der Analysesoftware der Firma SPSS Inc., IBM
SSW	Schwangerschaftswoche
Std.	Stunde(n)
Th-2	T-Helfer-Zellen-2
TNF	Tumornekrosefaktor
TNF-α	Tumornekrosefaktor-alpha
USA	United States of America
ZNS	Zentrales Nervensystem

12. Verzeichnis der Abbildungen

Seite

Abbildung 1: Subpartale Antibiotikaprophylaxe... 11
Abbildung 2: Leukozyten-Boxplot.. 35
Abbildung 3: Interleukin-6-Boxplot.. 35
Abbildung 4: CrP-Boxplot.. 36
Abbildung 5: Histogramm Leukozyten GBS positiv. 37
Abbildung 6: Histogramm Leukozyten GBS unbekannt..38
Abbildung 7: Histogramm Leukozyten GBS negativ... 38
Abbildung 8: Histogramm Interleukin-6 GBS positiv... 39
Abbildung 9: Histogramm Interleukin-6 GBS unbekannt, Intervall bis 200 pg/ml.... 39
Abbildung 10: Histogramm Interleukin-6 GBS unbekannt, Intervall bis 80 pg/ml.... 40
Abbildung 11: Histogramm Interleukin-6 GBS negativ..40
Abbildung 12: Histogramm CrP GBS positiv...41
Abbildung 13: Histogramm CrP GBS unbekannt.. 41
Abbildung 14: Histogramm CrP GBS negativ... 42
Abbildung 15: Graphik: Zeitlicher Verlauf der Entzündungsparameter...................48
Abbildung 16: Handlungsempfehlung der Firma Siemens...................................... 49
Abbildung 17: Leukozyten > 15/nl, entspricht 130 von 603 Neugeborenen........ 50
Abbildung 18: Leukozyten < 6/nl, entspricht 1 von 603 Neugeborenen............ 50
Abbildung 19: IL-6 > 50 pg/ml entspricht 3 von 603 Neugeborenen 51
Abbildung 20: IL-6 > 100 pg/ml entspricht 1 von 603 Neugeborenen 51
Abbildung 21: CrP > 10mg/l entspricht 74 von 603 Neugeborenen...................... 52
Abbildung 22: CrP > 20mg/l entspricht 27 von 603 Neugeborenen...................... 52

13. Verzeichnis der Tabellen

Seite

Tabelle 1: Checkliste Neonatologie: klinische Hinweise.................................... 16
Tabelle 2: Sensitivität und Spezifität.. 17
Tabelle 3: Klinische Präsentation der Kinder mit Früh- und Spätsepsis................ 17
Tabelle 4: p-Werte aller Gruppen 24
Tabelle 5: p-Werte der Nullhypothese... 26
Tabelle 6: p-Werte im Mann-Whitney-U-Test... 26
Tabelle 7: Zusammenfassung der einzelnen Parameter..................................... 27
Tabelle 8: Angabe der Quantilen: Leukozyten... 28
Tabelle 9: Angabe der Quantilen: CrP.. 28
Tabelle 10: Angabe der Quantilen: IL-6... 29
Tabelle 11: Mann-Whitney-U-Test (Vergleich GBS positiv und negativ)............... 29
Tabelle 12: Test-Statistik... 30
Tabelle 13: Kruskal-Wallis-Test aller drei Gruppen: GBS positiv, GBS negativ, GBS unbekannt 30
Tabelle 14: Test-Statistik 31
Tabelle 15: Mann-Whitney-Test (Vergleich der Leukozyten in den Gruppen GBS positiv und negativ)... 31
Tabelle 16: Test-Statistik 31
Tabelle 17: Mann-Whitney-Test (Vergleich der Leukozyten in den Gruppen GBS negativ und unbekannt).. 32
Tabelle 18: Test-Statistik... 32
Tabelle 19: Kolmogorov-Smirnov-Test GBS positiv.. 33
Tabelle 20: Kolmogorov-Smirnov-Test GBS unbekannt..................................... 33
Tabelle 21: Kolmogorov-Smirnov-Test GBS negativ.. 34
Tabelle 22: Auswahlkriterium: Leukozyten > 30/nl... 43
Tabelle 23: Auswahlkriterium: Leukozyten > 15/nl... 44
Tabelle 24: Auswahlkriterium: Leukozyten < 6/nl... 44
Tabelle 25: Auswahlkriterium: Interleukin-6 > 50 pg/ml...................................... 44
Tabelle 26: Auswahlkriterium: Interleukin-6 > 100 pg/ml.................................... 44
Tabelle 27: Auswahlkriterium: CrP > 10 mg/l.. 45

Tabelle 28: Auswahlkriterium: CrP > 20 mg/l... 45
Tabelle 29: Spezifität der Labortest.. 53

14. Danksagung

Die Arbeit entstand während meiner Assistenzarztzeit am Städtischen Klinikum München GmbH, Kinderklinik.

Herzlich bedanken möchte ich mich bei Herrn Prof. Dr. R. Roos für die Vergabe des Themas und die engagierte Betreuung, die immer konstruktive Kritik und Unterstützung bei der Durchführung der Arbeit.

Bedanken möchte ich mich auch bei den Eltern der Neugeborenen, die ihr wohlwollendes Einverständnis zur Auswertung der Daten ihrer Kinder gaben.

Allen Kolleginnen und Kollegen, die bei der Durchführung der Arbeit hilfreich zur Seite standen.

Dankbar bin ich auch meiner Frau Gudrun für ihr Verständnis und ihre Unterstützung sowie meinem Sohn Janis Damian, der meine reichlich abwesenden Stunden ohne großen, sichtbaren Argwohn tolerierte.

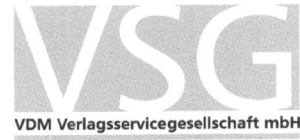

Die VDM Verlagsservicegesellschaft sucht für wissenschaftliche Verlage abgeschlossene und herausragende

Dissertationen, Habilitationen, Diplomarbeiten, Master Theses, Magisterarbeiten usw.

für die kostenlose Publikation als Fachbuch.

Sie verfügen über eine Arbeit, die hohen inhaltlichen und formalen Ansprüchen genügt, und haben Interesse an einer honorarvergüteten Publikation?

Dann senden Sie bitte erste Informationen über sich und Ihre Arbeit per Email an *info@vdm-vsg.de*.

Sie erhalten kurzfristig unser Feedback!

VDM Verlagsservicegesellschaft mbH
Dudweiler Landstr. 99
D - 66123 Saarbrücken

Telefon +49 681 3720 174
Fax +49 681 3720 1749

www.vdm-vsg.de

Die VDM Verlagsservicegesellschaft mbH vertritt

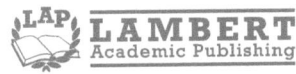
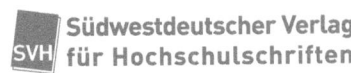

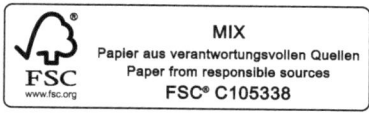

Printed by Books on Demand GmbH, Norderstedt / Germany